立ち読みでわかる

前頭葉のきたえ方

歯学博士
秋広良昭

パタカラシリーズ 2

ボケ
脳梗塞
を治す

三和書籍

はじめに

あなたは自分が痴呆症に絶対にならないという自信がありますか？

誰もそんなことになりたいなどと望む人はいません。痴呆症になりたくてなっているわけではないのに痴呆症になってしまう人ばかりです。脳のことは誰もいまだ解明したわけではありませんが、光明は見えてきました。地上では毎日同じに日が昇り、日が沈むように一日が決まって過ぎていきます。自分の体、特に脳の働きについても同じように変わらないものと誰もが信じています。しかし長い期間を通して観察すると、人は誰でもわずかではありますが、気づくことなしに少しずつ変化をきたします。身体に老いが忍び寄ってくる感じが分かる人であれば「それなりの対処」が可能です。それは頭が考えて「それなりの対処」をしろと命令するからです。誰にも脳と体に同じ速度で老化による変化がくるならば、さして問題にすることはないのでしょう。

しかし、体よりも先に脳のほうが変調をきたしてしまうと手のほどこしようがありません。時たまテレビをにぎわす、銀行のホストコンピューターのわずかなプログラムミスが何十万の人々の経済活動を混乱に陥れるように、脳のわずかな変調も体には重大な影響を与えます。高齢社会に突入した今、周りに目を向けると当然ながら痴呆症高齢者が増加しています。痴呆症の話題に関しては高齢者を抱えている家族や親しい人の間で、とかく上りやすい話題です。私たちの周りでは、七十歳、八十歳代でもまだまだ高齢者とは表現しづらいようなかくしゃくと行動されている人も多く目につく反面、三十代、四十代の若さでボケ症状が出てしまう、若年性痴呆症の人が増加しているのも事実です。これはどのように説明を求めればよいのでしょう。

　痴呆症が年齢に関係なくおきるということは世界的な傾向のようで、この対処のために、日本だけではなく世界中の科学者が総力を挙げて日夜研究に取り組んでいます。世界中の英知が集まってもいまだ解決できないような状況下で、私のような一介の歯科医師が頭の中のことについて本を出版することをみなさんは、奇異に感じられることでしょう。私自身、痴呆症が発症し進行するそのメカニズム全体を解明したなどとして本書を出すわけではありません。「瓢箪から駒」という表現が正しいと考えますが、痴呆症改善にとって望外の結果が得られる、それはどなたにとっても確実に再現できるということに確信が持てたのです。すでに痴呆症等で悩まれている多くの人やその家族が痴呆症のメカニズム解明を長い間待つよりも、一日も早く痴呆症が改善する手段を知ることの方を望まれているのではないかと考え、自分の浅学非才の露呈を恐れるより、痴呆症改善手段を知っていただくことのほうが有益だと考えました。

以前から歯科医の中でも、「食物をよく噛めば痴呆にならない」ということを確たる証拠もないまま声高に宣伝していました。世間はそれを比較的信じてきた傾向があります。迷信だけが一人歩きしていた感もあります。特に、若年性痴呆症と診断された患者さんの多くのご家族は「溺れる者は藁をも掴む」気持ちで、この迷信を信じて患者さんに必死に食べ物を噛ませて食べさせ、若年性痴呆症を治そうとしています。しかし、一人として若年性痴呆症の進行を「よく噛むこと」だけで止めた人はいません。皆無なのです。

前々から歯科医師の世界に席をおく一人である私は、多くの痴呆症患者さんを診るにつけて「食物をよく噛めば痴呆にならない」という迷信に疑問を感じていました。なぜなら、ものを噛む筋肉は三叉神経という脳神経に支配されているからです。噛むことで脳が活性化、進化するならば犬や猫も人と同じようにものを考えたり計算ができるはずです。しかし、計算したり、ものを考えたりする点において、犬や猫の脳が人と比べて高度だとはとても考えられません。牛なども一日中ものを噛んでいますが、現実にはそのようなことはありません。それでは噛むことと脳の関係は一体どんなつながりがあるのでしょうか。

今回、人のみが持つ高度の脳活動について本書を書きました。第一章に登場するSさんは、何人かの痴呆症患者さんだった人の症状や経過を総合して一人の主人公としています。

第1章

家に帰れた！　うれしい！

1．Sさんの記憶

八十八歳のおばあさん、Sさんが島根県八束郡鹿島町の鹿島病院で職員の皆さんに手を振って見送られ、家に帰ってきたのはおとといのことでした。帰宅できるまでに痴呆症が改善するとは、家族も病院の皆さんも信じられなかったことなのですが、当の本人は自分が痴呆症になっていたという意識がなかったので、しばらく悪夢の世界にいたという気持ちです。

（Sさん）

浦島太郎が竜宮城から帰ってきたという感覚とは少し趣を変えます。浦島さんは竜宮城で楽しい一時を過ごせたのですが、私はといえば、寝ると少しずつ頭が壊れていく、最後には自分の頭はどうなってしまうのだろうという不安で不愉快な気持ちであったために、毎晩よく休めませんでした。でも、今は違います。病院から帰宅後一日半も経つと、病院生活とは違う、自宅でのゆったりとした時の流れを感じ、どうやら気持ちも落ちついてきたようです。何よりも、窓から入ってくる潮の香りや、窓から見える木々の緑までもとても優しく自分を迎えているかのようにさえ感じられました。もはやこんな落ちついた気持ちを自分が味わえるとは思ってもいませんでした。

　五年ほど前に、息子に連れられて老人病院に入院したことも知らず、身体のどこも悪くないのに理由も分からないまま、病室にいる自分にふと気づいたのは、つい三ヵ月ほど前でした。その間に自分はいつから病院生活をしていたのかもはっきりと思い出せませんでした。いやそれどころか思い出そうとしても、なんだかここ八～十年ほどのことがポッカリと記憶から抜け落ちてしまっているようです。あの時期から、自分が痴呆症とやらにかかっていたのだそうです。そう家族に言われ、だから自分は病院にいたんだと妙な納得をしていました。それと同時に、病院でのあの青年、Ｔさんとの出会いが私の人生を元に戻してくれたのだとしみじみ思うのです。

　いつごろから痴呆症が始まったのだろうと考えてもよく思い出せないのです。最初の出来事は何年か前の桜が咲く時期だったと思います。確か、朝早く目を覚まし、家の人のために新聞を取りに行こうとして立ち上がった直後、新聞受けに行くまでの部屋の道順が分からず、一瞬自分の頭はどうなったのだろうとひどくあわてたことを思い出しました。毎日通り慣れている自宅の廊下を、どうやって歩いて新聞を取りに行けばよいのかが分からないのです。どうして家の廊下の道順が思い出せないのだろう。得体の知れない不安がこみあげてきました。その出来事の直後は、眠っている間に脳梗塞とか脳出血か何か悪い病気になった、きっと急に脳のどこかが病気になったのに違いないと、心配しました。様子をみるためしばらく布団に座って休んでいたら、じきに思い出せて事なきを得ました。けれど、自分の頭の中がいったいどうなってしまったのかとその日は一日中不安に思いました。あれが自覚症状の始まりだったのかもしれない、きっとあれが最初の変な出来事だったんですね。

その後同じことが暫くおきませんでした。自分でもあの事件を少し忘れかけていたころに、また思い出せないことがありました。今度は外出したときです。長年見慣れた近所の景色ですが、自宅へ帰るまでの道順がどうしても思い出せません。たまたま隣の奥さんが通りかかったので、道順が

●脳の機能

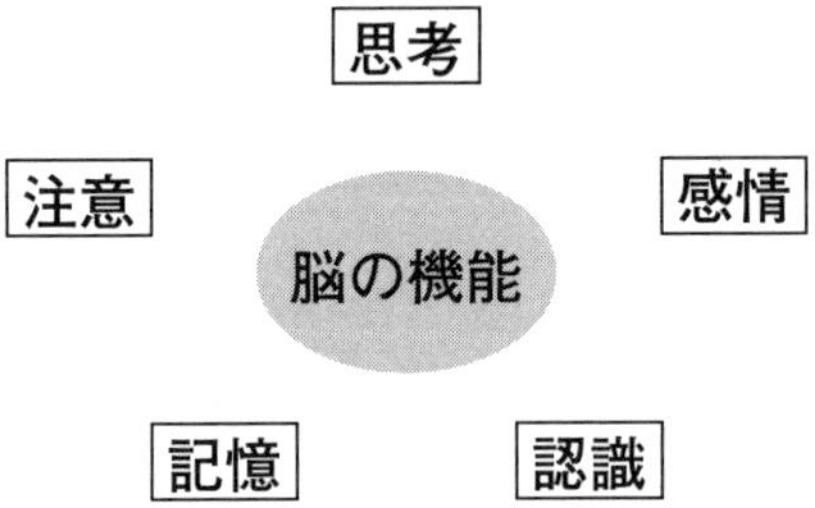

脳には思考、感情、認識、記憶、注意といった主な機能があります（図　節山論文引用）

思い出せないなどとはおくびにも出さず、さりげない四方山話をすることでお隣さんに気づかれずに無事に帰宅できました。それからというもの、記憶がときどきなくなる間隔が少しづつ短くなることを感じ始めました。自分の頭の中で痴呆症が進行しているとは気づかず、こんなことを息子に話せば、「どうせ歳で母さんもボケてきたんだろう」と馬鹿にされるだけだと思い、このことは家族の誰にも話す気になりませんでした。むしろこのことを必死に家族に気づかれまいと頑張っていました。

　しかし、自分でも少しずつ異常を感じ不安な気持ちが広がってくるようになりました。いつもイライラしていたので、たぶん家族の皆も私の行動がおかしいと感じ始めたことでしょう。少しずつ度重なる異常にだんだんと不安が広がる毎日でした。きっと私の頭の中は壊れ始めているのだ、そうに違いない。このまま悪くなっていくと、私はいったいどうなってしまうのだろうか、というやり場のない不安で毎日イライラした気持ちになりました。ほんのささいなことからも家族と衝突が始まったことも思いだします。目を覚まし、台所に行こうとして、台所がどこにあるかが一瞬思い出せなかったり、トイレに行こうと思ってもトイレの方角が分からなくておしっこを漏らしてしまったり、入浴しようにも浴室の場所が分からなくなったり、外出時に自宅までの通りなれた道順がどうしても思い出せなくなったりした時の、あの不安な気持ちはなんと言ったらいいでしょう。それでも家族に話したらきっと変人扱いされるだけで、多分誰も分かってはくれなかったろうと思っていました。

最初のころは道順や特定の場所など分からなくなることが決まっていたので、予め自分でそれなりの覚悟やメモをするなどの対策ができていたのですが、だんだん分からなくなることが増えてきて、「明日の自分はどうなるのだろう」という不安が大きくなり、どうにも止められなくなりました。

2．家族の話

この後はSさんの記憶がはっきりしませんので、しばらくは家族が観察したSさんの行動をお話しします。

（Sさんの長男のお嫁さんの話）

お嫁に来たときのお義母さんの第一印象といえば笑顔を絶やさない、世話好きな、それでいて性格がサッパリし、自分の娘のように嫁の私を認めてくださる、頼りになって話せるお義母さんでした。長年そうした感じでいらしたのに、六〜七年前から一緒に生活していても少しずつ落ちつきが見られなくなり、何か悩みを持っている感じを受けていました。どうも、毎年春が来るたびに状況が悪くなっていたように感じます。

最初のころは少しずつでしたが、やがて入院をさせなければならなくなるほど痴呆症が進んだときにはとても落ちつきがなくなり、家族だけではどのように対処すればよいのか分からなくなりました。最初は、近所にお使いを頼むと全部買い揃えることができず、紙にメモ書きすることが必要になりました。そのうちに、家を出たきりなかなか帰宅せず、警察にお願いするようにもなりました。おまわりさんの話によると、お義母さんは一生懸命に自宅と反対方向に歩いていたとのことです。自宅までの道順を思い出そうとしても思い出せなくなったと言っていました。夜は「自宅に戻りたい」などと言いだして、家から出たがるようにもなってきました。いわゆる徘徊が始まったのです。私たちは漁師一家ですが、漁の後の一時は目がまわるほど忙しく、そんな時にはお義母さんのことをついつい忘れてしまうこともあります。ふと気づいたときにお義母さんが家の中に見当たらないことが多くなり、あわてて皆で手分けして探しに行ったものです。自分の家に住んでいるのにもかかわらず、いつも「家に帰らねば」などと呟いていました。今住む自分の家と昔住んでいた家が違っているのが分からなくなってしまったのでしょうか。

だいぶ症状が進んできたときには、トイレに間に合わなくなってきたようで、汚れた下着を押入れの一番奥であるとか、タンスの一番目に付きにくいところにしまい込むというよりも隠しておくようになりました。お義母さんの部屋に行くと何かすえたような臭いにおいが鼻に付くので、デイケアで出かけた留守中に原因を調べてみると、タンスや押入れの奥から汚れた下着がたくさん出てきたものです。

世間では痴呆症になると「財布がない」とか「食事をしていない」などという人が多いそうですが、お義母さんはそのようなことはありませんでした。嫁と姑との間でお金を盗んだとかそんなことはないとか、真剣に争って泣き叫んだということがなかったのは救いともいえます。でも気に入らないことに対して怒りっぽくなったとは感じていました。

年をとると人はみな気が短くなって怒りっぽくなると聞いていたので、当初はお義母さんがまさか痴呆症のせいで怒りっぽくなったとは気が付きませんでした。むしろ歳のせいで性格が変わってきたのだと誤解していました。家庭内の雰囲気も当然悪くなりました。私は漁師の妻として、家庭内のことだけをしていればいいという身分ではなく、主人が漁に行く前、漁から帰ってきた後と、こまごました仕事が山ほどあります。ついつい忙しさのあまり、言葉足らずにお母さんに乱暴な言葉をかけたかもしれません。お義母さんの不安な気持ちなど気づく暇がなかったというのが現実でした。お義母さんからの理不尽な言葉に真剣に口答えしていたというべきかも知れません。痴呆症と分かってからは患者の言うことを否定しては良くない、間違っていても肯定してあげなさいとケアマネージャーの方から教わり、そのようにしていました……。

　やがてお義母さんの行動や話のせいで、家庭内での生活が子どもを含め混乱の極にまで達した感があり、改めて主人と相談し、お義母さんには老人病院に入院してもらうことに決めました。正直これを決めるまではあれこれ悩みました。「あの嫁は八十歳を少し過ぎたばかりの年寄りを老人病院に入れる鬼嫁だ」とか、「お母さんを家から追い出すひどい嫁だ」とか、「やっぱり血のつながらない親子だから」とか、さまざまな非難を村中から受けるだろうなという不安がありました。主人は主人で、「嫁に頭の上がらない親不孝息子」とか、「自分を育ててくれた親を捨ててしまう、まるで恩をあだで返している」とか、封建的雰囲気が強い村中の人から受ける非難の目をだいぶ気にしており、最後まで決心がつきかねていたようです。高齢者が多い地方では親との同居が当たり前の社会です。そのことから外れると、どうしても人の口に上り、非難の的になってしまうのです。狭い地域社会での非難と、家族の生活の維持とを考え合わせて真剣に悩みました。

しかしわが家では、すでに家族でお義母さんの面倒を見ていくことは限界でした。ついには村人の目を恐れる心の余裕もなくなり、申し訳なかったのですが、お義母さんには老人病院に入院していただきました。

入院後は時間の余裕を見ては私が毎週病院を訪ねました。また一年、二年、三年…と時間の経過と共に、息子である私の主人のこともよく分からないことが度々出てきました。いつも分からないということではないのですが、分からない頻度が増えてきました。主人は、実の母親が息子の訪問があってもそれが誰かが分からないということや、おしめをしている母親の姿を正視する度ごとに、ものすごいショックを受け、その日は気持ちが落ち込んで食事ものどを通らないほど落胆した様子でした。冷静沈着と思っていた主人でさえも、精神面では弱いということも知らされました。むしろ子供たちの方がお義母さんの言動に対して優しく柔軟に対応するのを見て意外な感じがしました。

気分の良い日に限ってですが、お義母さんは主人に必死になって訴えます。「どういうわけか分からないけど覚えることができない」とか、「毎日少しづつ頭が壊れていく。どうしてなのだろう」という意味の質問をしていたそうです。記憶できないとか頭が壊れていくという実感は、かなり痴呆が進行した時点でもお義母さんは分かっていたみたいです。

3．病院での出会い

六ヵ月ほど前に病院から電話がありました。「脳の血流を良くする器具があります。費用は一切かかりません。どの程度効果あるかという保証は一切ありませんが試してみませんか。もしも試してみてもいいと判断されるのでしたならば、規則により使用に際しての同意書を頂きたいので、次回こちらにいらっしゃるときに書類に目を通し、よかったならばサインをしてください」とのことでした。看護師さんの説明によると「パタカラ」というストレッチ器具を唇にはめて唇をつぐんでいるだけでよいそうです。正直、こんなことで世界中の誰一人として治ったことがないといわれている痴呆症が治るとはとても思えない、いや治る筈がないというのが初めに思ったことでした。病院の皆さんには日ごろお義母さんがお世話になっていることですし、せっかくのお話なので「だめもと」でお願いすることにしました。

　看護師さんの説明によれば、パタカラを使って唇をつぐむと唇の皮膚の下にある口唇筋に負荷をかけることになり、その負荷の影響で口唇筋とつながっている顔全体の表情筋全てが刺激されるのだそうです。特に額の部分の筋肉が強く影響を受けてその部分に発熱がおき、その結果、脳の中の右側前頭葉の脳血流が増える。なんでもここまでは近赤外線を応用した光トポグラフィーという高価な機械を使うことで確認されているとのことでした。

　問題なのは、ここから先のメカニズムがまだ不明なのだそうです。以前から、痴呆症の人は右側の前頭葉に脳血流が少

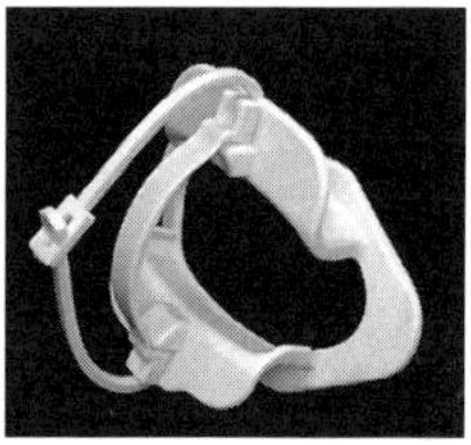

これがパタカラです

●光トポグラフィー

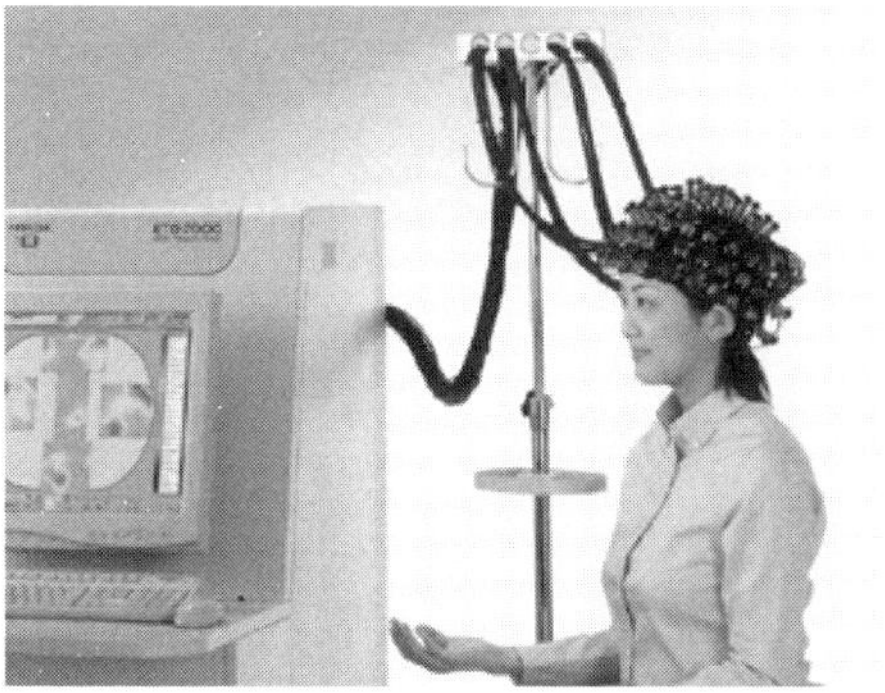

光トポグラフィーは近赤外線を応用して脳の血流量の増減を知ることができます

●口唇筋と表情筋

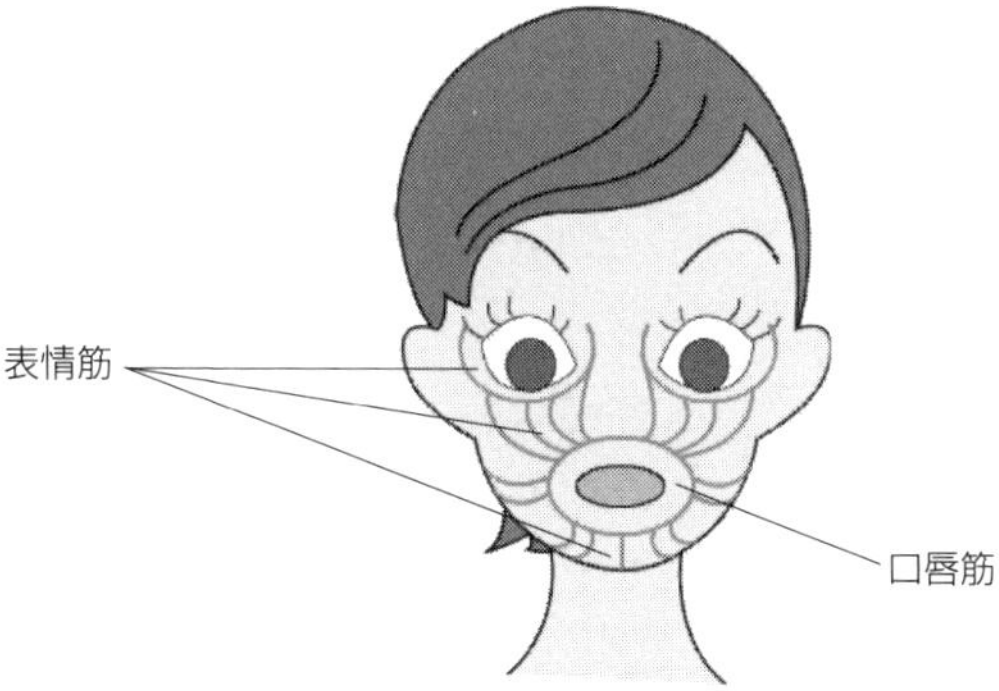

唇のまわりにある口唇筋は表情をつくる顔の表情筋と密接に結びついている

ないという現象が知られているそうです。だからといって単純に右側の前頭葉に脳血流が少ないことが原因で痴呆症になったという証明もされていないのだそうです。ですからパタカラは確実に右側の前頭葉に脳血流を増やすということが確かめられてはいても、痴呆症が治るという保障はありません。なんでも、まだそのようなことを確かめた人がいないんだそうです。

私は看護師さんに質問しました。「そのパタカラって使うときにすごく痛いんですか?」　看護師さんはちょっと笑いながら「いえ、表情筋が引き締まると顔のたるみがなくなるって聞いたので、美容目的で私も毎日パタカラを使っていますけどぜんぜん痛くありません。だって、唇にパタカラをはめ込み、ただじっと唇を閉じ続けていただくだけですから。そのほかにもパタカラで唇をストレッチするとイビキもなくなると大評判なんですよ」と言っていました。そんな説明をうけたあと、それならお願いしますと私たちは同意書にサインしたのです。

これが私たち家族の人生を元に戻すきっかけになろうとは。これがこの世の誰もが想像もつかなかったことの始まりなのです。看護師さんの話によると、お義母さんの唇を閉じる力を測定する事前審査のときに、院長先生が「Sさん、あなたが元気になるように東京から先生に来てもらいましたよ」と話しかけると、お義母さんは下を向いたまま「私の頭はもう壊れちゃっていてだめなんですよ」と呟いていたそうです。このようなお義母さんの状態でしたが、パタカラ・ストレッチによる「脳血流プロジェクト」が始まりました。他にも八十七歳から九十四歳の合計三人がお義母さんと同様のストレッチを始めることになりました。

4．Sさんの回顧

（Sさん）

　思い返してみると、あの青年が毎日私に口唇トレーニングと称して訪ねて来てくれるまで、私は死んでいました。あの青年が私を生き返らせてくれたのです。でも最初の一ヵ月ほどは何も分かりませんでした。周りから、特にあの青年がやれと言うからやる、という主体性のない私でした。後からの話では約一ヵ月半ほど経過したころから、自分でやり始めるようになったとのことです。実は一ヵ月経過したころから何か正確に表現できないのですが、目が覚めたときに「何か、なんとなく頭の中が良くなってきた」のが分かるのです。それはどんな感じといわれても正しくお伝えできるようなものではありません。でも、頭の中が良くなってくるのが分かるのです。頭の働きが回復してくる嬉しさと同時に、あの青年が来るのが楽しみに変わっていきました。青年が来るのが待ちどおしいぐらいの気持ちでした。

　毎日、看護師さんやヘルパーの人、たまに来る言語聴覚士（ＳＴ）の人が一回から二回、それからあの青年（後に青年の名前はＴさんであることが分かりました）が毎日一回、指導のために必ず来てくれました。病院に勤めている人はどうしても仕事が忙しいということで、私のことをうっかり忘れてしまうことがあったり、ローテーションの関係で毎日病院に来ているというわけではありません。だからＴさんが来てくださらなければ、今の回復は得られなかったと思います。本当にＴさんは熱心に指導しに来てくださいました。

　パタカラ・ストレッチを始めて二ヵ月も過ぎると記憶がだいぶハッキリしてきたように感じるとともに、Ｔさんが来る時間が本当に楽しみにもなってきました。時にはＴさんが真っ先に私のところに来ないで他の人のところに先に行ったりするのを見つけると、心穏やかにはいられませんでした。恋人が他人に興味を示したときにおきるやきもちのような気分かもしれません。自然とむくれたくなり、Ｔさんを困らせたものです。

三ヵ月経過時にはおしめをしなくてもトイレで粗相をしなくなりました。今では意識して考えることもなくスムーズにトイレに行けるようになったので、赤ちゃんじゃあるまいしおしめなんか冗談じゃない、という気持ちです。同時にお風呂も積極的に自分から入るようになりました。頭の壊れていたときは入浴したくても浴室まで正確に行く自信がなく、着た服が汚れているかいないか判別に自信がありませんでしたが、今は浴室まで迷わず行けることや入浴後に着る服を間違えることもなくなったので心配せずに入浴できます。

ここでＳさんの回復に絶大な努力をされたＴさんからのお話を伺いましょう。以下はＴさんのお話です。

Ｓさんと最初にお会いしたときはずーっとうつむいたまま、顔を下に向けたままでした。誰とも話をしたくない、わずらわしいことを避けてほうっておいてもらいたいという雰囲気でした。パタカラ・ストレッチによる「脳血流プロジェクト」を始める

●痴呆症患者の姿勢

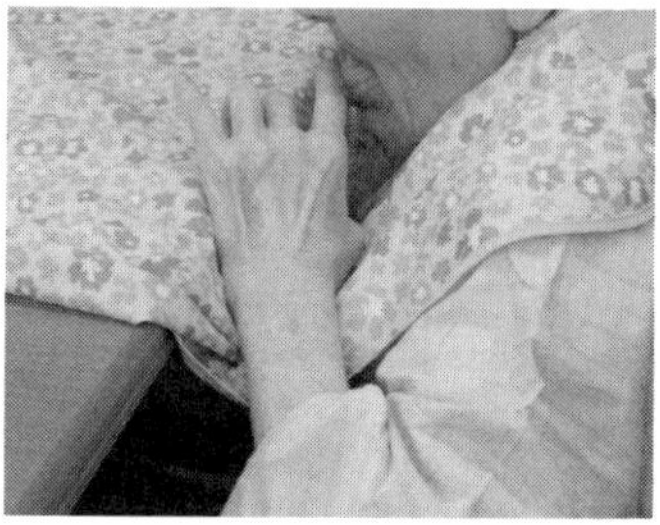

痴呆がすすむと日常的に背中が
丸まった状態になります

前の事前審査を行いました。そのとき、Sさんの口唇閉鎖力（唇の閉じる力）は一回目は2.4N（ニュートン）、二回目は1.0N、三回目は1.8Nと数値はバラバラで安定していませんでした。（ちなみに八十歳代の女性の口唇閉鎖力の平均は約5.6〜5.8Nです）。耳から「口を閉じてください」という指示が来ていても、脳の方でその指示を理解しないので、脳からの指令で口を閉じようとしても安定して口を閉じることができないのでしょう。

まず始めに、パタカラ・ストレッチをSさんが受け入れてやってくださるかどうかが心配でした。後でお話を聞いて知ったのですが、仕事を引退するまで、Sさんは漁師の奥さんをやる片手間に雑貨屋さんも開いていたそうです。何事も自分で積極的に行動する人であったようです。何でも自分で決めてやってきた人は、痴呆症になったときにも、一見無気力に見えても案外、比較的新しいことに対して果敢な挑戦をためらわないようです。ご主人の言いなりであった人とか、何事も自分で決めて行動できない指示待ち的な人は、痴呆症が進行すると新しいことに取り組むのに抵抗があってなかなか始めてくれません。知的障害者にしろ、痴呆症にしろ、脳に障害がおきると最初は口の中に器具を入れるということにはためらいを持つ人が多いものです。でも、Sさんは比較的スムーズにパタカラを唇に運んでくださいました。

５．Tさんの観察

当事者のSさんの状態が良くなってきたかどうかはTさんが毎日詳細に観察をしていました。日ごろ、お話するさいにどの程度最近のことを覚えているかをさりげなくチェックしていました。昨日はどんなことがあったか、Sさんのお世話一つとってもどんな人がどんなことをしてくれたかを毎日詳細に聞きます。その記憶が正しいものかどうかは、カルテや介護の日誌を調べれば容易に判断できます。

　パタカラ・ストレッチを開始したころは、このようなことは意味のないことでした。なぜならSさんは何も覚えてはいないからです。でも三ヵ月を過ぎたころから徐々にかつ確実に記憶が改善していきました。

●パタカラ使用で体も心もいきいきに

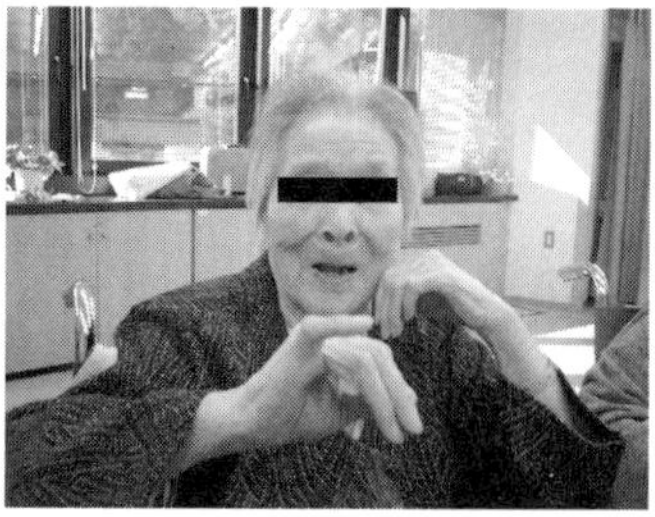

「あなた、彼女でもできたんじゃないの（笑）？」

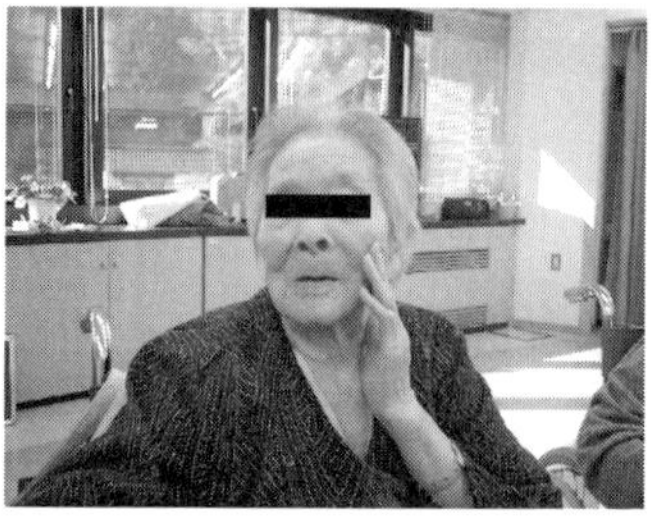

パタカラの効果で肌がすべすべに

女性だと奇麗にしておきたいという願望も回復してくるのでしょう。Tさんは盛んにお肌が奇麗になってきたとか、若々しくなってきたとか皆さんを誉めて、やる気を高めています。写真は「とても若く見えますよ」というTさんのお話にこたえて、「パタカラをやっているせいだと思うのだけど、最近はとても肌がすべすべしてきたの」と自慢げに肌をなでているところを撮影した一コマです。もう一コマは、Tさんが三日の留守の間にクラス会用に髪形を変えたのですが、その髪形の違いをいち早く指摘して髪形を変えた理由に小指を立てて、「あなた、彼女でもできたんじゃないの？」と問いただしているところの写真です。相手の髪形の変化をしっかりと記憶している証拠写真ともいえるのではないでしょうか。

６．Ｓさんとのお別れ

痴呆が重症であった方でもパタカラ・ストレッチを始めて六ヵ月ほど経過すると、改善効果が著しくなり、そろそろ老人病院からの退院が視野に入ります。自宅か介護型老人施設への転居が話題に上ってきます。Ｓさんもパタカラ使用後八ヵ月目に退院が決まったので、退院の一週間前に私も空路お別れに行きました。羽田空港でＳさんへのお土産としてクッキーを購入しました。病室ではお土産をＳさんに手渡すときにわざと目に付くところに置き、四十分ほど四方山話をしました。

十六歳のときに村中の同年代の若者と集団で大阪府境市にある紡績工場に勤め、そして街中で青年と知り合い、恋に落ちて四年間一緒に生活したそうです。その四年間は毎日が実に楽しいワクワクするような日々であったそうです。やはり若いときの恋愛はそれはそれは素晴らしいことで、今でもよく覚えているそうです。残念なことにその男の人が怠け者であったので将来が不安で言い争いの結果、ついには喧嘩別れをし、飛び出すように実家に逃げ帰り、今は亡き主人である土地の若者と結婚したこと、三男二女に恵まれたこと、みんな素直に育ってくれたことや、当時の子どもたちの生活環境、孫のことなど息つく暇もなく嬉しそうに理路整然と語ってくださいました。

しばらく話をして、私は失礼することにしました。お別れのときに「Ｓさん、机の上のこれ（本当は私のお土産）は何ですか？」と私が尋ねると、Ｓさんは笑いながら「これは先生がさっき私に東京からのお土産だといって持ってきてくださった物じゃありませんか。私はまだそんなにボケてはいませんよ」と答えました。「そうですね、お土産を渡した当人が忘れるのでは私がボケているのかもしれませんね」とみなで大笑いになりました。八ヵ月あまり前にはいつも下を向いて聞き取りづらい小声で何か呟き、紙おむつをしたお年寄りが、今やすっかり元気になって、私はまだボケてないと宣言するまでに回復されたことがとてもうれしく感じられました。

後日談ですが、家族の方もＳさんの痴呆症が改善したことをとても喜ばれて、今も本人は一日三回パタカラで唇のストレッチを毎日続けているとのことです。今後もパタカラ・ストレッチはずっと続けるとの話があわせてありました。

痴呆症の人がパタカラ・ストレッチをすることは症状・程度により違いがあります。しかし最初から最後まで大変なのではありません。大変なのは極端に進行した痴呆症の人がパタカラを開始した後二ヵ月ほどの間で、後は軽度な痴呆症になればなるほどパタカラ・ストレッチをとり入れるのは容易となります。ただただパタカラを使っているだけで結果が良くなってしまうのです。

第2章

パタカラと脳のメカニズム

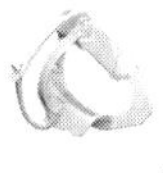

1．パタカラ使用でなぜ痴呆症が改善するのだろう？

パタカラ効果のメカニズムはまだよく分かっていません。これから説明するメカニズムが将来は誤りであると否定されるかもしれません。しかし痴呆症が確実に改善したという事実は変わりませんから、後世に間違いだったと解明されても、それはメカニズムの説明の間違いであったとお許しください。しかし、おそらくこうなのではないでしょうか。

以前から、痴呆症の人は右側の前頭葉に脳血流が少ないという現象が知られています。だからといって単純に右側の前頭葉に脳血流が少ないことが原因で痴呆症になったという証明もされていません。ですからパタカラは確実に右側の前頭葉に脳血流を増やすということが確かめられてはいても、痴呆症が治るという保障はありません。まだそのようなことを確かめた人がいないからです。世界中の誰一人として治ったことがないといわれている痴呆症がこんなことでとても治るとも思えない、いや治る筈がないというのが読者の皆さんの実感でしょう。

● 額の発熱図

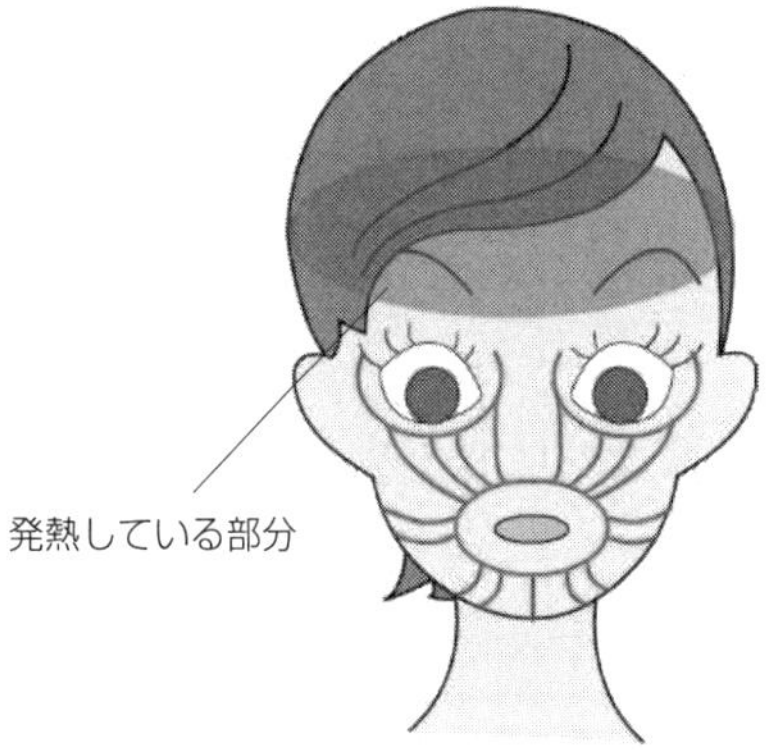

口唇筋を刺激すると額の下で発熱が生じます

●温度差の影響でおきる電位差

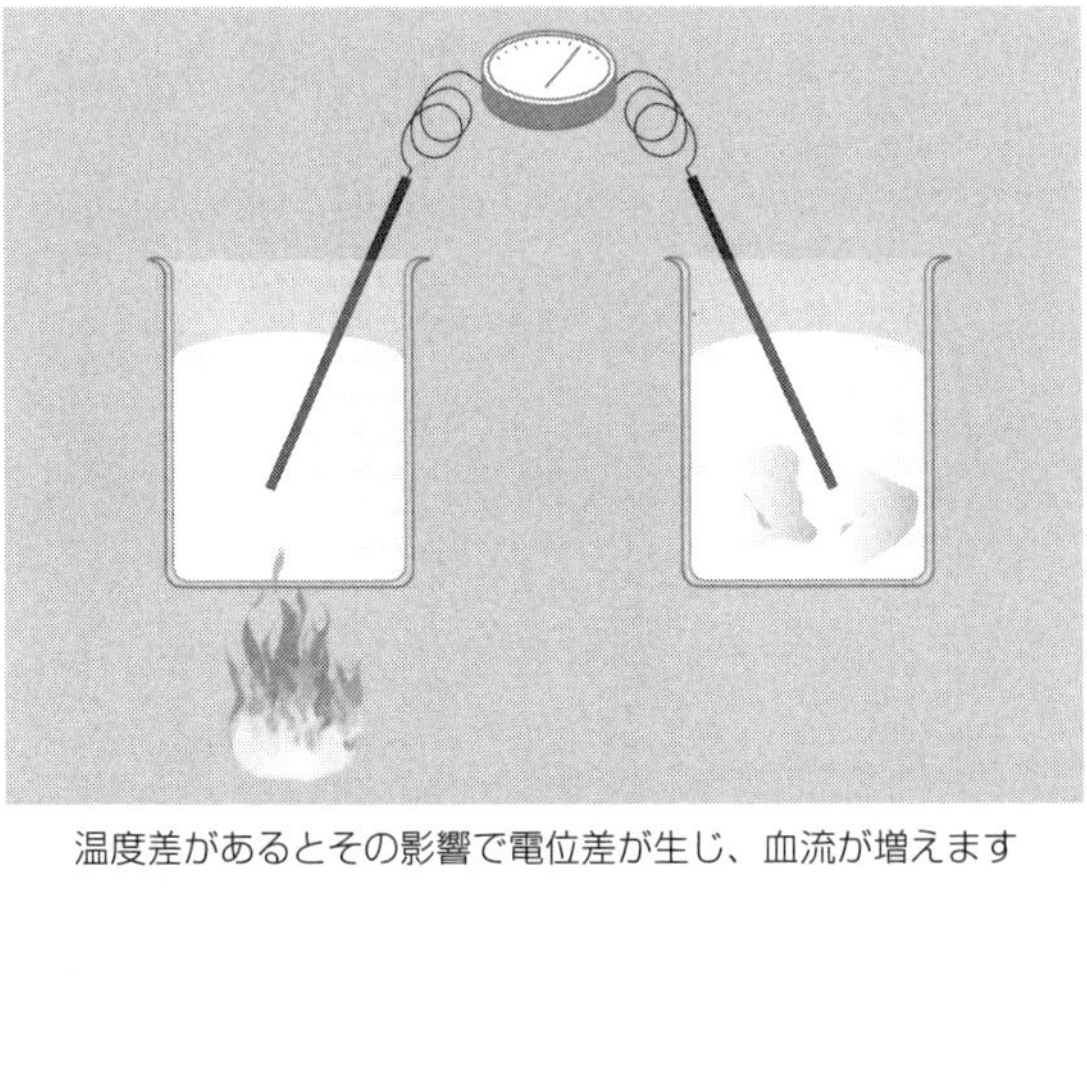

温度差があるとその影響で電位差が生じ、血流が増えます

● 痴呆症からの生還

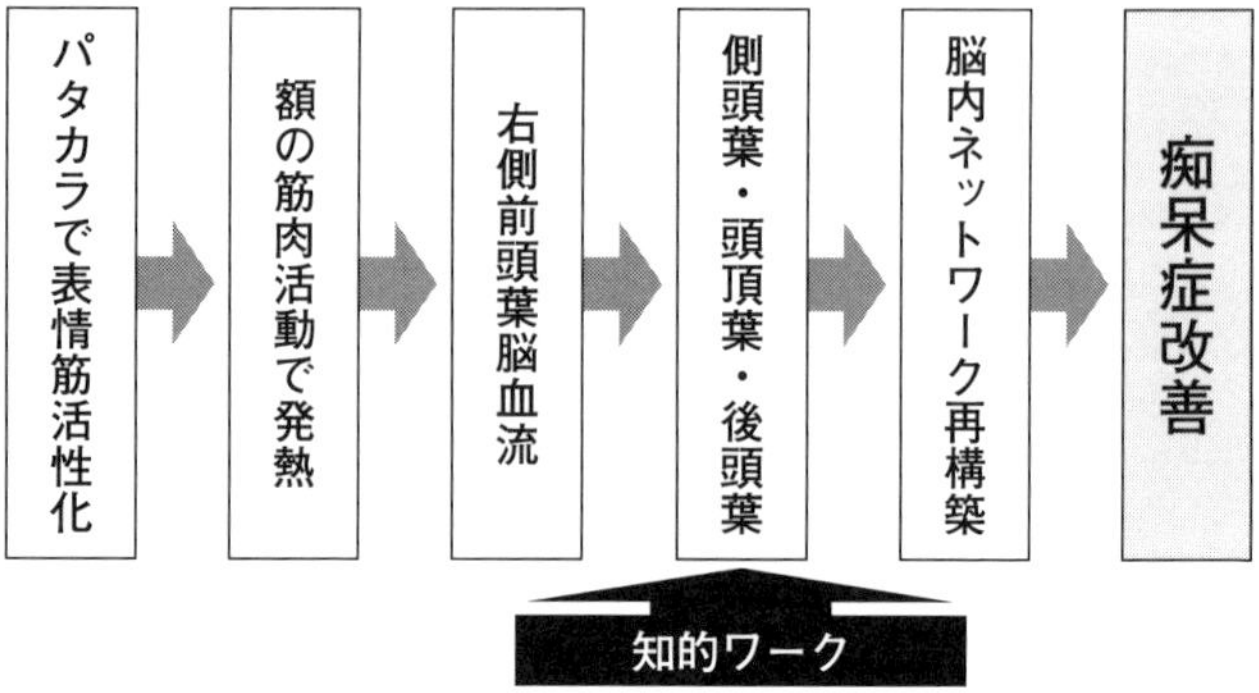

パタカラを使って唇をつぐむことは唇の皮膚の下にある唇の筋肉に負荷をかけることになります。同時に唇の筋肉と表情筋はつながっているので、唇に力を加えるとその負荷の影響で、顔全体の表情筋全てが刺激されます。特に前額部の筋肉が強く影響を受けて額の下でも発熱がおきます。その結果、脳の中でも表皮付近の筋組織と右側前頭葉との間で温度差が生じます。さらにその影響で生じた電位差の影響刺激によって右側前頭葉の脳血流が増えるのです。ここまでは近赤外線を応用した光トポグラフィーという高価な機械を使うことで確認されています。問題なのはここから先のメカニズムがまだ不明なのです。

ここからは私のイメージ説明と考えてくださ

い。右側の前頭葉に脳血流が増加した影響で側頭葉、頭頂葉、後頭葉の脳血流が前頭葉からの指令により影響されて脳血流が増加します。脳内に脳血流が増加することは、言い換えると脳内に「渦巻き」がおきているともいえます。渦巻きがおきればそこにも当然電位差が違う現象が生ずることになります。このことで脳内に化学反応がおこり易い環境を作ることになるのです。脳神経細胞は一定の年齢になると新生されないと信じられてきました。しかし、そうではなくて脳神経細胞は年齢に拘わらず新生するのです。今では脳神経細胞にも神経幹細胞があることが知られています。新生脳神経細胞はシナップス（神経回路ネットワーク）を作るためにレセプター（細胞膜上あるいは細胞内に存在し、ホルモンや抗原・光など外から細胞に作用する因子と反応して、細胞機能に変化を生じさせる物質）に向かって一億分の一の希薄な濃度までレセプターを求めて拡散します。幸いにレセプターと接触できれば、新しいシナップスは誕生し、できなければ脳神経細胞の死滅に結びついてしまいます。この状況がおきるためにはシナップスの周りに脳血流が渦巻いている環境が必要条件なのです。

　つまり何が何でも脳内に脳血流の渦巻きがおきていない限り、シナップスの維持や新しいシナップスの誕生はありえないのです。それは脳の司令塔とも言える右側前頭

●NGF（Nerve Growth Factor）がポイント

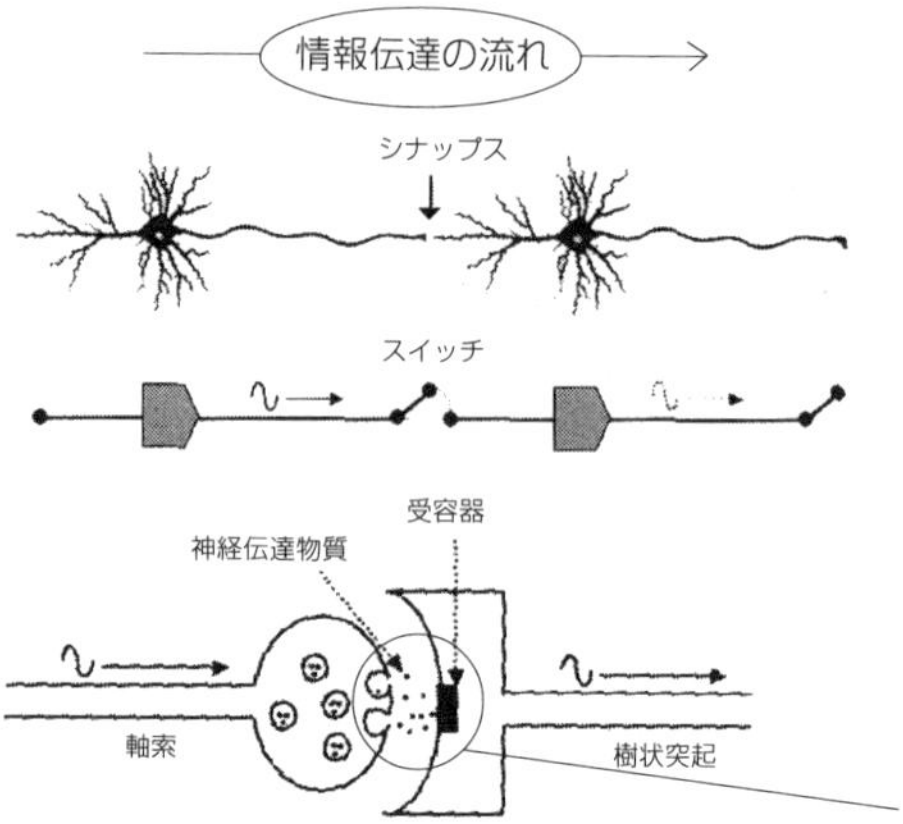

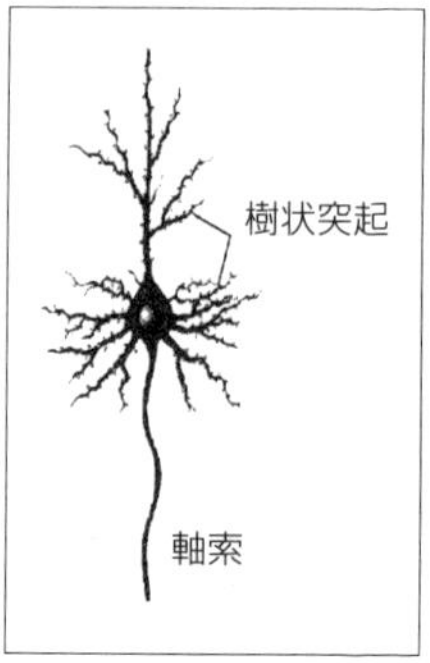

従来は学習することでシナップスが結びつくと考えられていました

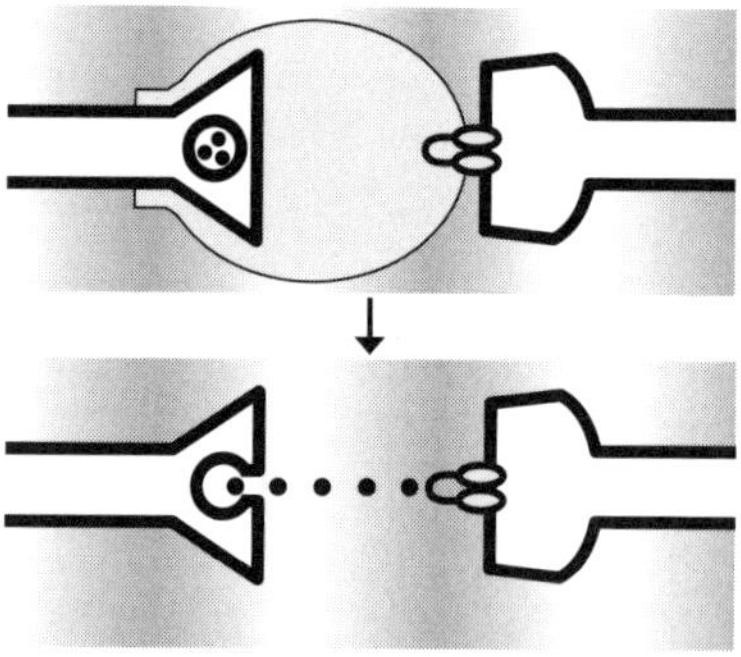

背景にある脳血流が渦巻いているとシナップスが結びやすい環境になる
（シナップスの新生）

背景にある脳血流が渦巻いていると伝導化学物質が飛びやすい環境になる
（シナップスの維持）

●プログラム・セル・デス

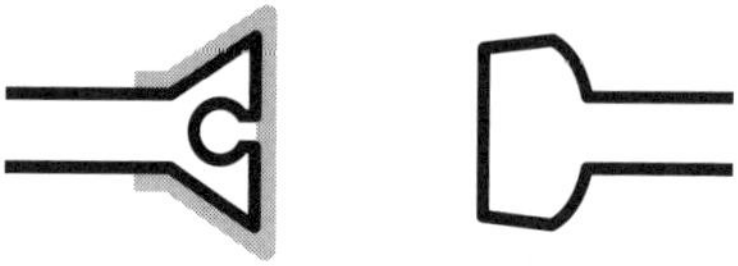

背景にある脳血流が減少したり、消失したりするとプログラム·セル·デスがおきやすい環境になる
（シナップスの消滅）

葉に、まずは脳血流が増えて初めておこりうる現象なのです。

最近、書店の痴呆症に関するコーナーに行くと、脳全体や右脳の能力を高めるドリルがうず高く平積みされています。簡単な計算や文を作ることが脳血流を活発にしてボケを防ぐのだそうです。私にとってどうにも理解に苦しむところです。都内の二つの医科大学でもこういったドリルに効果があるのかそれぞれ実験を行っていますが、痴呆症の人にはほとんど効果が認められなかったそうです。字を書くこととか本を読むとか、簡単な計算などをいくら日ごろしていても、脳内では刺激されたその部分だけにはわずかに脳血流が増えるかもしれませんが、脳内全体に波及するような新しいシナップスを作る効果は期待できないことは明らかです。どうすれば前頭葉に脳血流が来るかは後述したいと思います。

2．痴呆症への燭光、口唇閉鎖力と知的活動との関係

最近まで脳の中がどのように活動しているか、今脳の中のどこが活動しているかを知る手段がありませんでした。最近開発された、脳の中の動きをリアルタイムに知る

ものとして光トポグラフィーという装置があります。これは近赤外線が赤血球の酸化ヘモグロビンと還元ヘモグロビンに特異的に反応することを応用し、脳が活動するときに脳血流が増加する現象を見るのです。これで手軽に、今脳内のどこで脳血流が増えているか状況を調べることができるようになりました。また、近赤外線の入射角を変えることで調べたい場所が脳のどの部位で、広さで、深さでおきているかを知ることも容易に出来ます。

今でも右側前頭葉に脳血流が少なくなったから痴呆症になったのか、痴呆症になると右側前頭葉に脳血流が少なくなるのかは不明です。むしろ、そのことを確かめる手段がなかったというほうが正しいのかもしれません。しかし経験から考えて、きっと密接な関係があるはずだと研究者の間では大いに関心をもってきました。

この光トポグラフィーを使用して、痴呆症と関係していると思われる右側前頭葉の脳血流の状況を調べた図が43ページの下の図です。

以前から歯科医師の先生方により、食事をするとき物をよく噛んで食べることは痴呆を防止すると言われてきました。その真偽を確かめる意味でも次の実験をしてみました。実験に先立ち、ガムを噛むときに咀嚼筋以外の筋肉群を働かさないために、舌

郵 便 は が き

恐れいります
が切手をお貼
りください

112-0013

東京都文京区音羽 2-2-2
三和書籍
Sanwa co., Ltd.

読者カード係

お求めの書名

お求めの書店名（地域）

お求めの動機
新聞広告　書店　書評　DM　その他

お名前（年齢、ご職業）

ご住所　〒

愛読者カード

本書のご感想、ご希望をお聞かせください。

今後どのような本を読みたいかお聞かせください。

現在、健康に関して何か興味・注目していることはありますか、
または健康のために何か実践している健康法がありましたらお聞かせください。

ご協力ありがとうございました。新刊の発行の際にはご興味、専門分野に合わせまして案内書を送付致します。なお、大学のテキスト、勉強会、講習会、ゼミ等でまとめて册数が必要な場合は見本誌を送付致しますのでどうぞご連絡ください。

電話03-5395-4630　ＦＡＸ03-5395-4632　E-mail sanwa@sanwa-co.com

●日立メディコ社製「光トポグラフィー」の原理

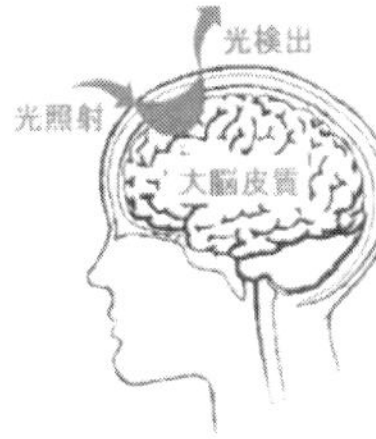

光を照射して血流をみる

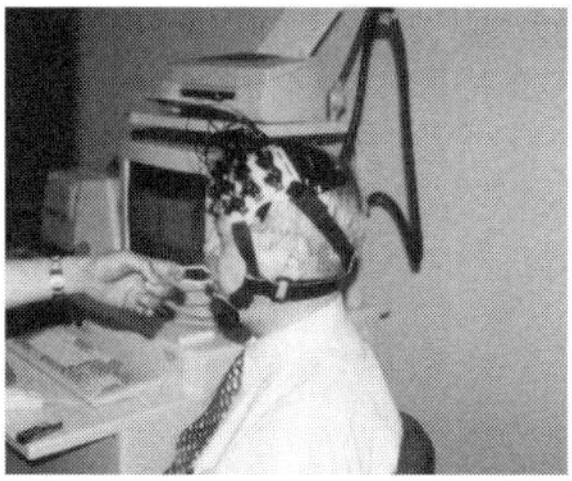

右側前頭葉脳血流の調査実験風景

● 右側前頭葉脳流血の変化

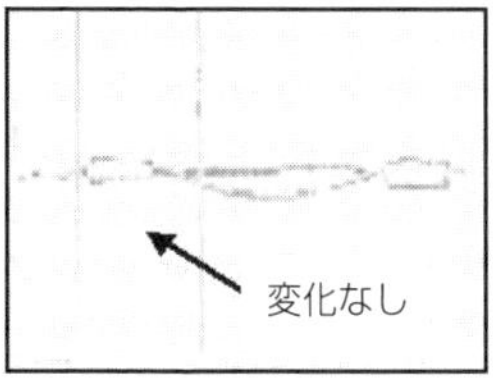

ガム咀嚼

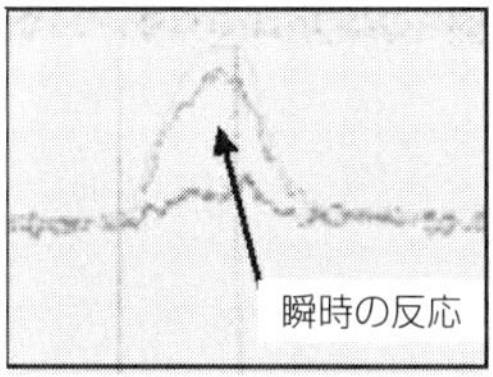

パタカラで口唇閉鎖

や唇そして頬の粘膜を動かさないでガムを噛む訓練を五日ほど練習させてから実験に挑みました。その理由は、咀嚼《そしゃく》時に三叉神経支配筋肉群のみを働かせて、隣接する顔面神経支配筋肉群にできるだけ影響を及ぼさないようにし、可能な限り咀嚼筋だけが右脳前頭葉脳血流に与える影響を調べたかったからです。実は、唇や表情などの動きにかかわる筋肉は顔面神経支配筋肉群に属し、咀嚼時に使われるのは三叉神経支配筋肉群と、神経支配が異なります。しかし夢中でガムを噛んでいるときにはお互いが若干影響を与え合うと考えられます。

漫然と調査をするのではなく、表情と噛むことの二つの動作をできるだけ明確に分けて、三叉神経支配筋肉と顔面神経支配筋肉群がそれぞれ脳右側の前頭葉にどのような影響を与えるかを確かめる必要がありました。三叉神経支配筋肉を使うガムを噛む動作と、顔面神経支配筋肉群を使うパタカラで唇をつぐむ動作の二つの動作をそれぞれ行った際に、右側前頭葉の脳血流の影響状況がどのように変化するか、光トポグラフィーを使って実験してみました。その実験結果では、ガムを噛んでも右側前頭葉には脳血流の変化が認められなかったという結論が導き出されたのです。一方、パタカラを使用して唇をつぐんだときには右側前頭葉の脳血流に瞬時に明らかな変化を示しました。

3．脳細胞のシナップスと「渦巻き理論」

平成十四年と記憶しているのですが、ＮＨＫで痴呆症に関する放送がありました。

その中で、東大卒業後、米国で研究され、現在新潟大学医学部脳研究所・総合脳機能研究センター長の中田力教授の研究が紹介されていました。中田教授は単に刺激を加えていても脳細胞のシナップスの結びつきがおきるわけではない、その際に脳血流による熱対流がおきている環境が脳内に存在していないと脳細胞のシナップスの結びつきはおき難いというような説明をしていました。紀伊国屋書店から中田先生の著書『いち・たす・いち――脳の方程式』という本が出版されています。興味のある方にはぜひ一読をお勧めします。

光トポグラフィーの実験結果から、パタカラ使用で確実に、それも即時に右側の前頭葉へ脳血流が増加する事実を確認できました。この事実を応用し、前頭葉へ脳血流が増加する影響で側頭葉、頭頂葉、後頭葉への脳血流の熱対流を引き起こし、その環境下で知的ワークを行えば、脳神経細胞のシナップス・ネットワークの結びつきがおきて、痴呆症が改善できるのではないかとひらめいたわけです。

余談ですが、私たち歯科医師は歯で食べ物を噛めなくなることが痴呆症の原因の一つであると必死になって結び付けようとしていました。国民の皆さんの歯が一本でも多く残ることは、ある意味で歯科医師にとっても生命線を確保することでもあります。

歯を残す重要性を強調するあまり、確認できていないことまで強調することは歯科医師として正しい姿勢ではありません。ある意味、虚心坦懐にして確かめなくてはならないと思うのです。そのためにも実験にさいし、正しい結論を出すためにあらかじめ邪魔する条件をそぎ落とすこと、絞ることを忘れてはいけませんし、目的にあった結果を最初から決めていたのでは正しい結論を得ることができません。脳の中という未知の世界に対して、私をはじめ歯科医師は、安易に都合の良い結果ばかりを追い求めていて、条件づけをおろそかにしていたように思われます。

4・パタカラ使用と眠気

二〜三ヵ月ほどパタカラ・ストレッチングを続けていると、皆さんに興味深い現象がおきていました。同じ現象は知的障害者施設でも見られます。それはパタカラ・ストレッチングを始めてじきに痴呆症の人も知的障害者の人もみな同じように目をトロンとして眠そうな顔つきになってくるのです。知的障害者施設の入所者などは人目もはばからずに床にゴロンとなって寝てしまう人もいるほどです。眠気でポーッとして皆さんおきていられない風情です。これはいったいどういうことなのでしょう。最初はどうにも説明がつきませんでした。

眠気に襲われた健康な人がパタカラ・ストレッチングをすると皆さん同じようにやがて眠気がなくなります。例えば、車の運転中に強い睡魔に襲われたときにパタカラ・ストレッチングをするとたちどころに眠気が霧散いたします。表情筋を負荷することで右側の前頭葉に脳血流が増加するため、その影響で眠気が覚めるのでしょう。健康な人ならば誰でも眠気がなくなるのに、痴呆症や知的障害者などの人に同じことをすると逆に眠気に襲われるということは説明がつきませんでした。

痴呆症の人も知的障害者も知能が回復過程になってくるとこのようなことがおきることにヒントがあるようです。正しい結論かどうかは後の研究結果を待たねばなりませんが、以下のように私は考えています。皆さんも若いときに経験があると思いますが、試験勉強のために良い点を取ろうと一生懸命暗記するために努力を続けていると、どんなに頑張っていてもやがて逆に眠たくなって眠ってしまった経験がありませんか？いわゆる「一夜づけ現象」です。想像するに、脳活動は限界を超すほど活発に働き続けると、脳を休ませるためにブレーキをかけることが知られています。脳組織はオーバーワークを防ぐために眠気をもよおさせるともいわれています。これと同じことが脳内でおきているのではないでしょうか。

すなわち、痴呆症や知的障害者で頭の脳組織がうまく働かなくなった人でも、パタカラ・ストレッチで右側の前頭葉に脳血流が増加し、その影響で脳内に体液の「渦巻き」がおきた結果、脳内の神経細胞組織が再構築され、活発に活動できるようになるのです。しかしその反面、健康な人とは違い脳内の脳組織はまだまだ十分働けず、比較的短い時間で脳組織が休息したくなるほど疲労してしまうのではないかと推測します。ゆえに、じきに眠気をもよおしてくるという現象が現れるのではないかと考えられます。

いずれにしても脳組織が健全に働きだしている回復過程にあることを示す証拠でないかと考えます。現に痴呆症の人もさらに改善してくるとパタカラ・ストレッチをした程度では眠気をおこさなくなっているのです。

第3章

痴呆症症状の意味づけ

1．痴呆症

テレビを見ていると痴呆症をとり上げたドラマや解説番組がとても目につきます。世の中、痴呆症が決して珍しいことでなくなってきているのでしょう。尊敬していた自分の親が徐々に常軌を逸する行動をおこし、家族を戸惑わせます。「食事をさせない」、「私の物を誰かが盗んだ」と言いふらすなど、例を挙げればきりがありません。解説番組では、家族の悩みに対して、解説者の先生が、「痴呆症患者の言うことを否定してはいけない」、「痴呆症患者の頭の中が混乱しないように、例え間違っていても、『ハイハイそうですね』と同意しつつ優しく聞いてあげるのがよいのだ」と言っています。対症療法のための問答集のようなものです。頭から痴呆症は治らないものと決めてかかっているから、このような流れになるのだと思います。

痴呆症の方とお話してみると、軽症の方だけでなく重症の方でも、自分の身の回りのことが記憶できなくなったとか、覚えようとしても覚えていられないということは自覚できるようです。痴呆症のどなたとお会いしても話をしたさいに、いつもビックりさせられることです。軽症の方なら当然かもしれませんが、重症の方でもものが思い出せないとか、自分の頭が壊れていくのが分かると言います。一方、パタカラを使用して脳が改善してくると、頭が治ってくるという感覚も自覚しているようです。

　痴呆症が中程度にまで進んでくると怒りっぽく、周りの人もこの人の性格が変わってきたと感じるようになります。日ごろ、自分の頭が崩壊しつつあることを自覚して、何とかしたいとの気持ちが葛藤し続け、自分自身でも長い間悶々《もんもん》と戦っているのでしょう。外からは伺い知れない忍耐心が限界に達し、イライラしていたところに気に障る言葉でもくれば、まるで膨らませた風船に針を刺すように感情があふれてくるかもしれません。周りの人からは心の葛藤などは理解されるはずもなく、ただただ些細なことにもキレやすくなってきた、凶暴になったなどの陰口をたたかれてしまうことになります。

　痴呆症が改善してくると気持ちに余裕ができてくるのでしょう、イライラも消えて、皆さん以前のような穏やかな性格に戻ります。例え重症の痴呆症になっても、全てを忘れてしまったという方は比較的少なく、ある部分については記憶していることがあるようです。

2．少しずつ進む痴呆症

痴呆症がある日突然おきるということはありません。脳卒中、外傷や脳外科手術後に脳組織が傷つけられ、死滅することで突然現れる脳の機能障害とは異なり、少しずつ、ゆっくりと病変に犯された部位が広がります。やがてかすかなシグナルに患者自身が気づくのですが、それが痴呆症によるものか年齢によるものかが分かりません。やがて自分自身の変調を確信したときにはだいぶん痴呆症も進行しています。恥ずかしさや家族に迷惑をかけることを当初は心配して、家族に対して相談を持ちかけるにもためらってしまうためにさらに症状が進行し、家族がおじいちゃんやおばあちゃんの行動や話す内容に違和感を強く感じられるようになって初めて、家族以外の人の助けを求めるようになるのです。不思議に感じるのは痴呆症が進行するのにかなりの時間がかかるのに対し、痴呆症の改善は比較的早期に効果が現れるということです。

3．痴呆症のきっかけ（頼りになる人がいなくなるとボケが始まりやすい）

多くの人が年齢を重ね、少しずつ若さが失われ、体の自由がきかなくなると、ついつい身の周りのことを人に頼る傾向が強くなるようです。人でなくお金であることもあります。子育ても終わり、子どもたちがみな一人前になって自分の巣から飛び立ってしまった高齢の女性に多く見られることです。さあこれからご主人と二人で老後を過ごしてゆこうと考えている矢先、ご主人に先立たれると、ご主人に家事以外はお任せであった奥様はこれからどう過ごしていけばよいのか途方にくれることになります。不安なのでしょうか、気持ちが落ちつかなくなります。痴呆症にとって、この不安心理は良くないようです。ご主人が亡くなったショックが痴呆症の引き金となりえます。

4．小山さんの場合

痴呆症が始まるきっかけはいくつか考えられます。伴侶と予期せぬ死別をしたり、経済的支柱が失われたときなどさまざまです。二例ほどのお話があります。

小山さん（仮名）という八十六歳の夫人がいます。ご主人は長らく役所勤めだったのですが、定年退職後は悠々自適の生活を送っていました。晴耕雨読のゆったりとした生活を送っていました。しかしある日、薄暮の道路を自転車で走行中に誤って側溝に落ち、左大腿骨を骨折してしまいました。不幸なことにそれが原因で入院、後にいくつかの余病を併発し、約一年後に亡くなりました。

小山さんの生活に変化がでてきたのはご主人が亡くなって間もなくでした。ご主人が亡くなった後一年半もすると風呂に入りたがらなくなり、そのためか体臭がするというよりも異臭を発する状況にまでなりました。家族から「お風呂に入っているの？」とか「もう少し小奇麗にしていたら」と問いかけられても、相変わらず同じ服を重ね着したり、周囲の注意に無関心になりました。さらに半年もすると、いよいよ近所への徘徊や、汚れた下着を押入れの奥に隠すようなことまで始めてしまいました。一気に進行してきた痴呆症に、仕事を持っていた娘さんは定年にはまだまだ間があったにもかかわらず、仕事を辞めてお母様のお世話をすることになりました。でも娘さんもお母様の痴呆症を治すために、何をすればよいのか分かりません。ただただお母様が危ないこと、例えば火事を出さない、家中を水びたしにしないように見守るというよりは見張るような役割を続けるだけでした。娘さんは何年これが続くのだろうという「明日という未来が見えない」状況が永遠に続くように感じたそうです。

　ある日、私のところにその娘さんが相談に見えました。当時はまだ痴呆症が治るなどとは正直なところ自信がありませんでしたが、娘さんの相談に応じてパタカラを使って脳血流を増加させることで痴呆が治っている話をしました。ただし、これは若年性痴呆症の話であり高齢者に対してはどうなるかは分からないことを話しました。しかし痴呆症が進行する母親を放置しておくこともできず、ただ何もせずにこのまま手をこまねいていて、悲惨な状況になるよりは、よくなる可能性があるなら何でもやってみたいということで、一日、三回ないし四回、一回三分のパタカラ・トレーニングを始めることにしました。

　するとどうでしょう。小山さんは三ヵ月もすると、簡単な家事労働で娘さんのお手伝いができるまでになりました。あたりまえのホームドクターを目指している私のところには、小山さんのご近所の方も見えます。歯の治療のときに、この小山さんのおばあさんの現状について尋ねたところ、以前は理由もなしに訪ね来て、意味が通じない話をしていたのが、最近は回覧板を持って来るさいにも話の内容に、変な感じがしない、しっかりした感じで話をしていると感じるそうです。現在は、さしたる問題もなく娘さん夫婦と同居しています。小山さんは、私にとって初めての痴呆症患者さんとの出会いであり、痴呆症がどのくらい悪かったのか、それがどの程度まで改善したのか状況も分からず、客観的と言うべきか概念的に良くなったようだという程度のことしか分かりません。今ならば簡易痴呆テスト、口唇閉鎖計(口唇閉鎖力を計る機械)、サーモグラフィーなどを使用して状況変化を客観的に診断することができると考えています。

経済的な事件が痴呆症の発症を早めることもあります。但馬さん(仮名、七十四歳・男性)は東大経済学部を出られた人で、息子さんも京都大学理学部を卒業、現在は大企業の部長を勤めています。普通に考えれば大変優秀な頭脳を持つ家系であることが分かるかと思います。バブル経済で世の中好景気のころ、但馬さんの商売は大変羽ぶりがよく、自宅とは別に帝国ホテルから会社へ出勤していたそうです。しかしバブルが完全にはじけたころに、ご多分に漏れず不動産や株に手を出し、それが原因で会社も本人も破産してしまいました。これが元でしょうか、現実逃避からか詳細は分かりませんが、痴呆が進んでしまいました。

中程度まで進行した但馬さんの痴呆症ですが、パタカラ・ストレッチング療法で改善することができました。周辺の人も倒産に至るまでの経緯は、痴呆症の改善後、ご本人から聞いて初めて知ったことなのです。

5．よく噛んで食べる人はボケない？

日ごろ、歯科医師は「食べ物をよく噛んで食べる人はボケない」と言っています。本当でしょうか？これが本当であるならば、ボケた人によく物を噛んで食べさせれば、一人でもボケが治る人がいてもよいはずです。

その理論を簡単に説明します。一本の歯は歯冠と歯根という部分からできています。食物を噛む歯冠は日ごろ見なれている白い部分です。一方、歯根は顎の骨の中に埋まっていて、普段は目に触れません。骨の中に埋まって咀嚼するさいの力を負担しています。食物を噛むさいの力が歯根を通して直接骨に伝わると、その刺激で骨は炎症をおこし、やがて吸収し、やせ細ったようになります。それを防ぐために歯根膜とい

●歯科での通説

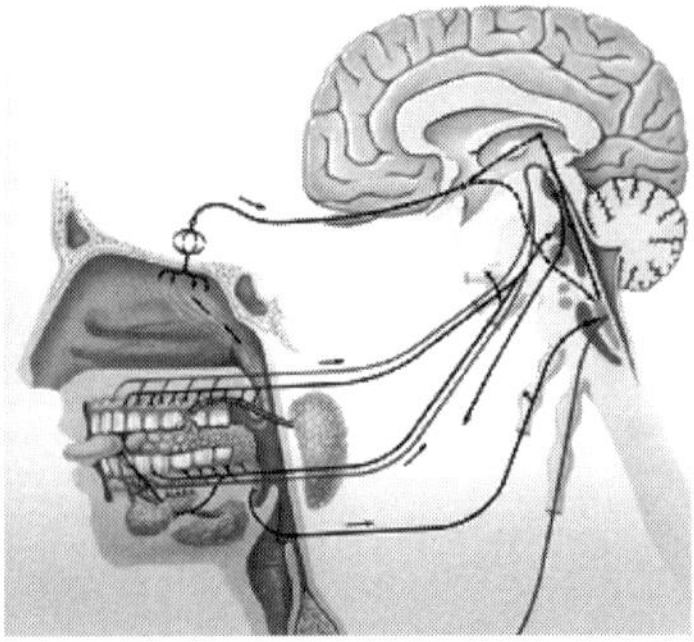

よく噛んでいるからといってボケを防いだり治すことはできないのです

う緩衝材で歯根は包まれています。歯には噛むさいのショック・アブソーバーがあると理解してください。そこでよく噛んで食べるとボケないと唱える先生は以下のように説明しています。――噛むと歯根膜が刺激されます。歯根膜で受けた刺激は筋紡垂を介して記憶を司る脳の海馬を刺激するから記憶がしっかりするのです。ただし、一度ボケてしまうと、よく噛むことだけではボケは治らない。――近代医学で話題になっている脳血流のことも、神経細胞やシナップスのプログラム・セル・デスについても全て無視した本当に分かりにくい理論です。

多くの医科系大学の研究テーマとして、ボケてしまった人に「食べる際に、よく物を噛ませれば痴呆症が改善するかどうか」の実験をしていません。しかし、結果は一人として痴呆症が改善した人はいません。改善の実例が皆無にもかかわらず、依然として「よく噛めばボケない」などと歯科医師がメディアで語っています。高名な先生方も「咀嚼《そしゃく》筋からのトラウマ」から脱することができずにいるわけです。このトラウマが痴呆症の問題解決を遅らせてしまっていると考えると、痴呆症の本人にも家族のためにも誠に残念なことです。

　最近メディアでは高齢者の痴呆だけでなく若年者にまで痴呆症患者が増加していると報道しています。ほとんどの若年者は歯が全てそろって、その上しっかりとよく噛める歯がそろっています。若年者に痴呆症状がみられるようになると、家族はそのことで驚愕していろいろと手を尽くします。しかし現在は痴呆症といえば不治の病と認識されています。「よく噛めばボケない」という歯医者の一言を頼りに、家族は痴呆を改善、それができないまでも進行しないことを願って、最後の手段として一生懸命にものを噛ませて痴呆の進行を阻止しようと努力します。その結果はどうでしょう。痴呆症の進行が停止した人もいなければ、改善した人も一人としていません。溺れる者は藁をも掴む心境から、若年者の痴呆症を治したい一心で多数回の咀嚼をさせるのです。「沢山噛めば頭はボケない」という迷信を最後のよりどころにしたかったのでしょう。

しかし、脳の進化していない動物でも咀嚼はしているわけで、「咀嚼する」イコール「脳の活性化」とは結びつきがたいのです。それではちょっと視点を変えてみましょう。脳の発達に関係しているもので、私たちや高い知能を持った動物たちが共通して備えている筋肉があります。それは顔面神経支配筋肉というものです。つまり表情筋が発達しているか否かで分けてみれば問題解決のヒントは転がっているわけです。私は表情筋の発達がイコール脳の発達だと考えます。同様に、痴呆症の人に「ボケ顔」といわれる顔があります。典型的表現で言えば、常に口角がだらしなく下がり、表情筋全体が活動していない無表情な顔のことを指します。

私達はこのような表情を持つ痴呆症の人を対象に、表情筋の再活性化をさせると痴呆症がどのように変わってくるかを二ヵ所の老人病院の協力を得て調べてみました。（詳しくは第四章を読んでください）。もちろん、痴呆症が見た目だけで改善したとか、しないという主観的な判定方法を採用するのではなく、誰でも納得いただけるように客観的な判定方法として、一般的に使われている「痴呆症簡易判定法」を採用しました。

6．痴呆症と口唇閉鎖力測定との関係

当初、痴呆症患者さんの口唇閉鎖力（唇の閉じる力）を測定したところ、おしなべて3N以下の数値しか示さず、数値と痴呆が関係してるのではないかと考えました。ところが多くの痴呆症の方の口唇閉鎖力を測定したところ興味深いことが浮かびあがってきました。痴呆の進行がひどくなると、測定者が患者さんに「口を閉じてください」とお願いしても聞こえてから口をつぐむまでに脳内での回路がしっかりつながっていないのでしょう。三回つぐんでもらうと三回違った数値が表示されます。しかし痴呆が改善してくると三回の計測が近似値を示すようになってきます。重症で

●口唇閉鎖力を測る機械

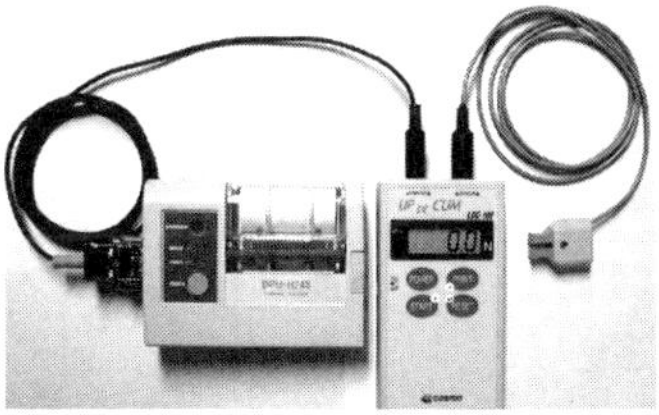

コスモ計器社製　リップ de カム

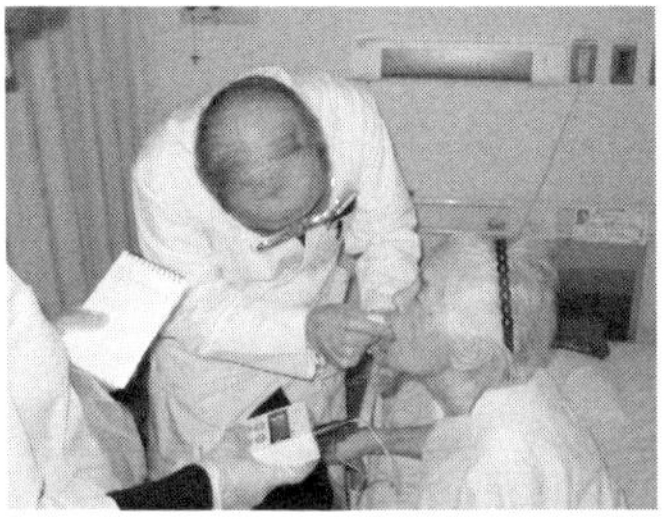

鹿島病院で口唇閉鎖力を測定中

は計測値がバラツキますが、中等度より軽くなってくると近似値を示すようになります。

7．イビキ・無呼吸と痴呆症との関係

イビキは多かれ少なかれ酸欠を伴います。睡眠時の無呼吸は確実に酸欠をおこします。脳に酸欠がおきるということは、脳細胞が死滅することを意味し、その結果痴呆症がおきるというわけです。一見道理が通るので本当のようにも思われます。しかし、私はイビキ・無呼吸が痴呆をおこすというこの説には、疑問を感じています。そう簡単に脳細胞は死滅しませんし、仮に影響が多少あったとしても、特定の部位だけが影響を受けるとは考え難く、影響があるとすれば脳全体のはずです。特定の部位は大丈夫というのでは納得のいかない理屈だ、というのが私の考えです。

8．痴呆症と脳血流シンチ

重症痴呆症の人に脳血流シンチを使って調べました。治療の途中何度か改善傾向を確かめるためにこの装置を使って状況を確かめました。普段の生活で脳内の血流がどうなっているかを調べてみます。不思議なことに臨床症状と簡易痴呆検査では確実に改善しているのに脳血流シンチのほうは術前と変化していません。どのように説明すればいいのでしょうか。痴呆が改善しているのは確実なのです。おそらく脳機能は脳内のすべての脳神経細胞が活動できなければだめなのではなく、ほんの数%の脳神経細胞が健全に働ければ痴呆症はおこらないということではないでしょうか。以前から言われているように、人間は脳内の数%の脳神経細胞組織しか使用していないといわれていたことは正しかったのだと思います。

＊脳血流シンチとは、微量の放射能同位元素を注射して脳の血流に比例して分布する様子をシンチカメラでとらえるものである。脳血流の生理的な機能の様子がわかる。

第4章 痴呆症改善までの試行錯誤の道のり

1．右側前頭葉脳血流と痴呆症への取り組み

東京都品川区に北品川病院という痴呆症治療の有名な病院があります。病院長は築山節先生です。築山先生はＴＶ、雑誌、新聞にたびたび登場される先生で、著書も多数あるとても有名な若年性痴呆症が専門の先生です。お会いするととても穏やかな、好感を受けます。この先生は聞き上手で患者さんの悩みを上手に聞き、悩みを汲み取ってくださる先生とお見受けしました。

この病院では、病院内の全痴呆症患者さんに、毎朝毎晩ＴＶニュースを見せ、もしくは新聞のコラムを読んでもらい、その内容や要旨をノートに書き留める知的ワークを欠かさず行っています。患者さんは大体一年～一年半で改善して退院していくそうです。

ある日、築山先生から私にお電話がありました。北品川病院で知的ワークにパタカラを併用して痴呆症患者がどのように変化するかを試してみたいのでパタカラを提供してほしいという協力要請でした。さっそく、若年性痴呆症の患者さんに従来の治療

に加えて、朝晩二回、時間を決めてパタカラを使用してもらいました。結果は早い人で三ヵ月、遅い人でも六ヵ月ほどで痴呆症が改善し、退院していくようになりました。パタカラは痴呆症治療に何らかの効果があることを感じたのはこの時です。

　そんな折、平成十四年二月、東京都あきる野市の老人病院・大久野病院（院長は進藤晶先生です）の言語聴覚士（ＳＴ）の方二人が私の所に見えました。多摩地区の言語聴覚士の勉強会でパタカラが構音障害（言葉の発音に障害があること）、嚥下《えんげ》障害にとても効果があると聞き、大久野病院でも使ってみたいので教えてくださいということでした。そこで私は逆にこう提案をしました。「ヨダレは四週間で、構音、嚥下障害などは二～三ヵ月ほどで大体改善します。教えてくださいなどと意気込んで来なくとも使用するだけで好結果が出ます。ただ毎日パタカラを三～四回使用してくださればよいのです。それよりも、痴呆症の治療プロジェクトを立ち上げてみませんか。東京歯科大学で歯科分野のサポートはしますから」ともちかけてみました。言語聴覚士の方々は「進藤院長先生と相談し、お返事いたします」と言って帰りましたが、「すぐに実施したい」と病院からの返事があり、プロジェクトがさっそくスタートしました。

　事前にパタカラと右側脳血流との関係を知っていましたので内心はかなり自信を持っ

●大久野病院での痴呆症治療プロジェクト

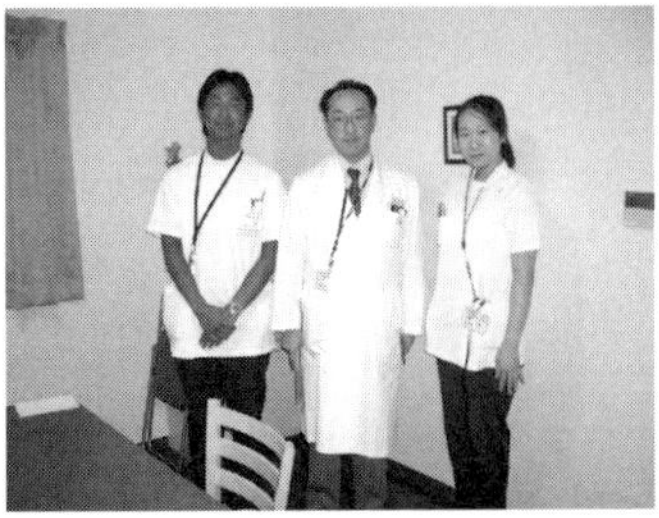

大久野病院の方々

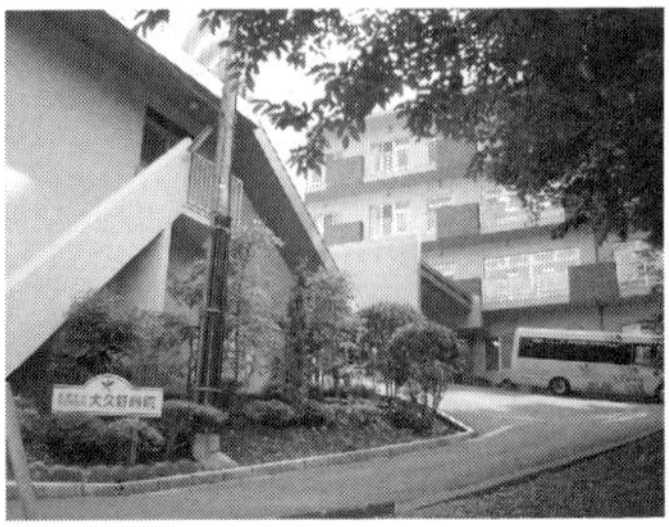

大久野病院

ていました。後は知的ワークをどうするかの問題だと考えていましたが、実際は考えていたほどスムーズに事は運びませんでした。対象者が、平均七十五歳と私が考えていた年令より高齢であったこと、痴呆症が進行するほど、新しいことに取り組むことをいやがる傾向が強まること、軽症な痴呆症の患者さんがおらず、中程度でも重症に近い痴呆症患者さんばかりであったことから、肝心のパタカラをいかに使ってもらうかがとても難しく、まず先に、信頼関係から始めなければなりませんでした。これがとても大変なことでした。

2．口唇閉鎖力と知的活動との関係

東京都西多摩郡日の出町大久野にある大久野病院の痴呆症患者さんになんとかパタカラを使ってのパタカラ・ストレッチ療法と知的ワークを併用して、わずか一ヵ月。その結果は想像を超える痴呆症改善結果でした。進藤先生を中心に歯科医師の細川壮平先生、言語聴覚士の青嶋千緒実さん、津村恒平さんのチームは、大変な超過勤務にもめげずにこれらの成果を平成十五年の春に西多摩医師会の学術研究会で発表しました。彼らが世界で初めて痴呆症を改善の目的をもって、実際に改善を実現した人達であると考えます。特に大久野病院の言語聴覚士さん達はとても頑張り屋さんでした。

その結果が図一と図二（70ページ）です。図上部は高齢者でもたった一ヵ月の口唇筋のストレッチをすると、明らかに口唇閉鎖力（唇の閉じる力）が向上することをいずれも示しています。図下部は縦軸に痴呆簡易テストである「長谷川式」や「レーブン色彩マトリックス検査（RCPM）」での検査数値、横軸に口唇閉鎖力との関係を示しており、明らかに口唇閉鎖力が向上すると精神的レベルが向上することを示しています。

●パタカラ使用と知能テストの関係

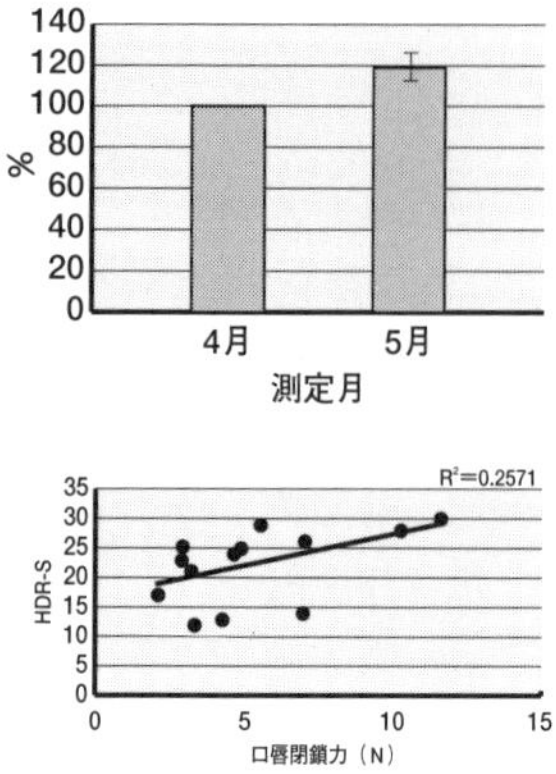

図一　長谷川式での知能検査の結果と口唇閉鎖力の推移

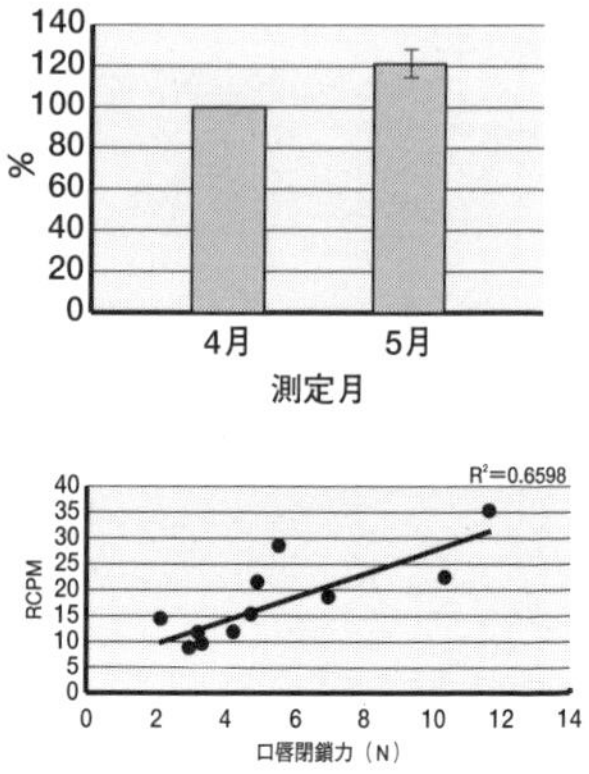

図二　レーブン（RCPM）でのの知能検査の結果と口唇閉鎖力の推移

以前から痴呆症の人は表情が乏しい独特の顔つき、「ボケ顔」といわれている口角が下がった、表情筋全体が弛緩した顔をしていると報告されています。唇をストレッチすることで生き生きした表情を回復するだけでなく、知的ワークの併用で痴呆症が改善するという関係があるといえます。

経験的に言われていることですが、表情の乏しい人は痴呆症になりやすいといわれています。逆に「パタカラ・ストレッチ療法で表情がしっかりしてくると痴呆症が改

●レーブン色彩マトリックス検査（RCPM）

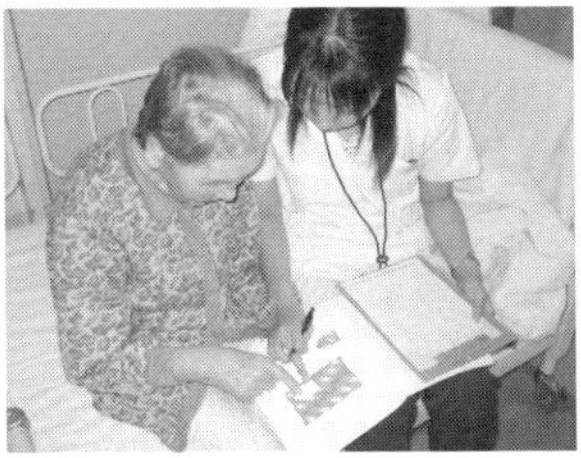

RCPM検査をしているところ

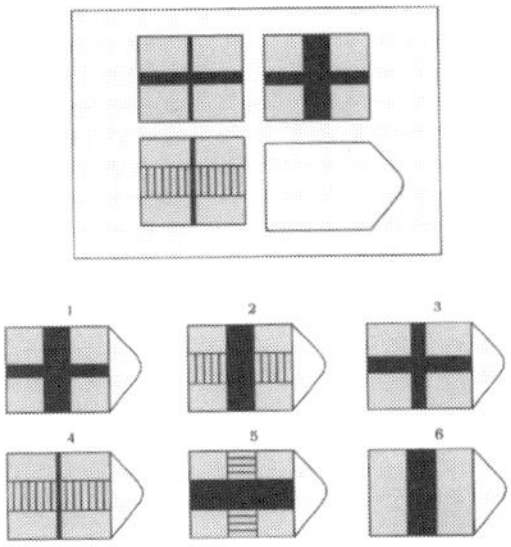

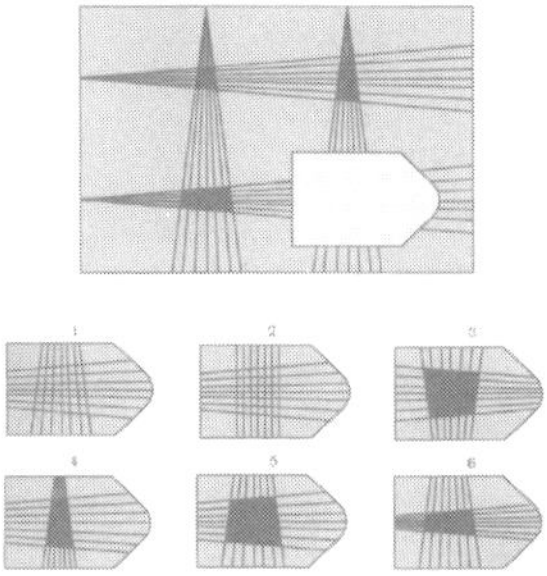

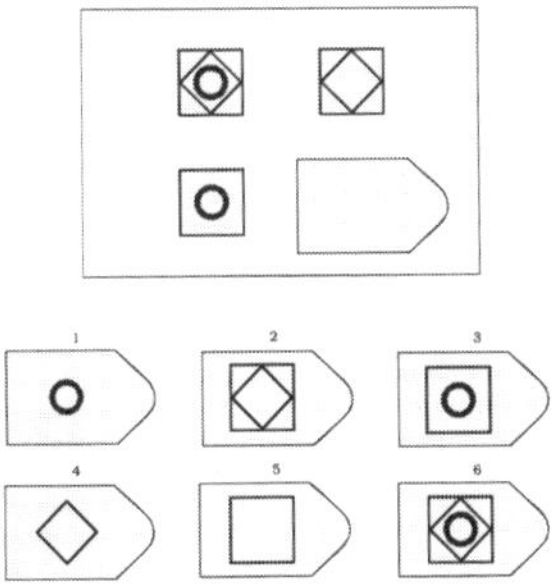

RCPMの例題紹介

●パタカラと同じ効果をもつ「ちゅうLIP」

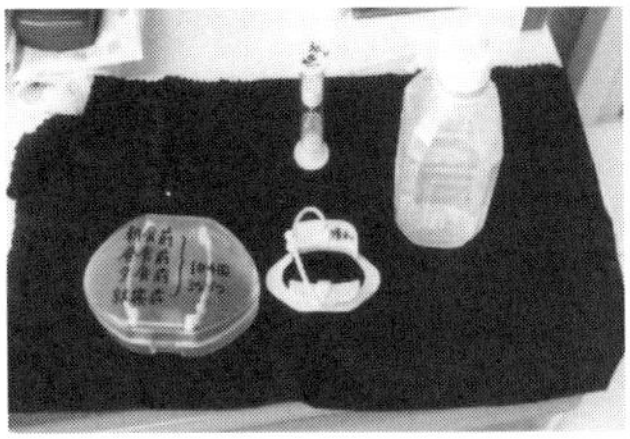

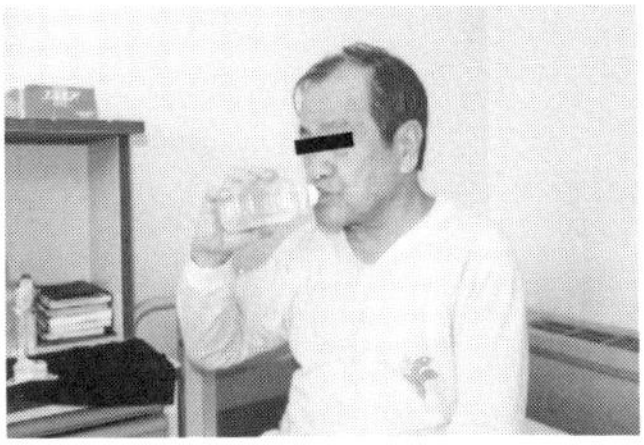

ちゅうLIPはペットボトル用アタッチメントで、パタカラと同様の効果があります

善してくる」ということが統計学的処理でもはっきりといえるようです。

３．鹿島病院でのパタカラ使用とその結果

東京の大久野病院で、中程度前後にまで進行した痴呆症患者さんが確実に改善する自信が持てたので、もっと重症の人ならばどうなるだろうというさらなる探究心が強くなりました。特にパタカラ・ストレッチを初めて取り入れるまでの痴呆患者さんのモチベーションの取らせ方にさらなる困難が予想されたからです。痴呆症の患者さんにもう少し容易にモチベーションを取ってもらえる方法がないものかとあれこれと考えました。生活の楽しみの中に口唇筋力トレーニングが含まれていることが肝要です。そこでパタカラと音楽療法を組み合わせたらどうだろうという考えに至りました。結果的には、現段階でのパタカラと音楽療法を組み合わせるのには、もう少し工夫がいることが分かりました。

先に述べた鹿島病院で、平成十五年二月から高齢重症痴呆症の患者さんを対象にパタカラを使用してもらっています。その結果、パタカラを毎日約三ヵ月間使用された

痴呆症の患者さんに、簡易痴呆検査の結果や日ごろの会話などで変化が見られました。これについては、私と鹿島病院とがお知り合いになれた経緯から詳しくご説明しましょう。

鹿島町介護支援センター所長で、ケアマネージャーの大月さとみさんとお知り合いになったことがそもそものきっかけです。平成十四年三月の山陰合同新聞の記事にパタカラの記事が大々的に取り上げられました。脳梗塞の口腔後遺障害リハビリにパタカラが劇的に有効、特によだれ、摂食・嚥下や発音に問題のある人に有効であるという記事です。脳梗塞の後遺障害をもつ高齢の男性がこの記事を読んで、直接私のところにパタカラを注文してきました。

この男性がパタカラ使用二ヵ月半ほど経過したときに、大月さんがケアマネージャーとしてこの男性の家を訪ねたのです。その時の男性の様子は、三ヵ月前に訪問した時とは、諸症状改善がされて別人のようになり見間違えるほどであった、と後で大月さんは言っていました。そ

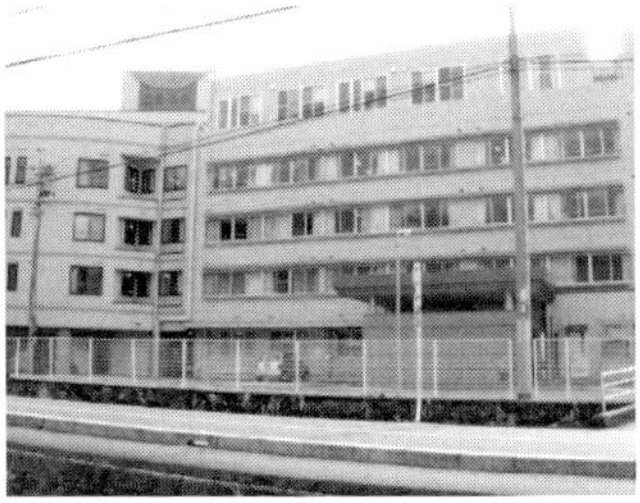
鹿島病院

して大月さんを通して鹿島病院を紹介してもらい、病院でパタカラを使用することになりました。

当時私は痴呆症改善のために、音楽療法とパタカラを組み合わせた療法ができる医療施設を探していました。大月さんのご縁で鹿島病院が私たちの要望を受け入れてくださるということになり、話はトントン拍子でまとまりました。鹿島病院長の小鯖覚先生と知り合いになることもでき、共同で痴呆症改善研究をすることになりました。

小鯖先生は学研肌の穏やかな先生ですが、核心は逃さぬ先生です。プロジェクト開始前に詳細な説明はしましたが、先生は半信半疑でいたようです。「秋広先生、未だ世界でただの一人も痴呆症が治った人も、治した人もいません。先生がお持ちの、確信に満ちた自信がどこから来るのか分かりません。ですが、もしも先生の言われたとおりになれば大変なことです。喜んでご協力いたしますので、この病院をご自分の研究室のつもりで、自由にお使いください」。見ず知らずの先生がこのように胸襟を開いて受け入れてくれるとは、世の中には何と立派な先生がいることだと感動を覚えました。本当にこのような心の広い先生に診ていただける患者さんは幸せだなと感銘を覚えました。

●鹿島病院でのパタカラ実践

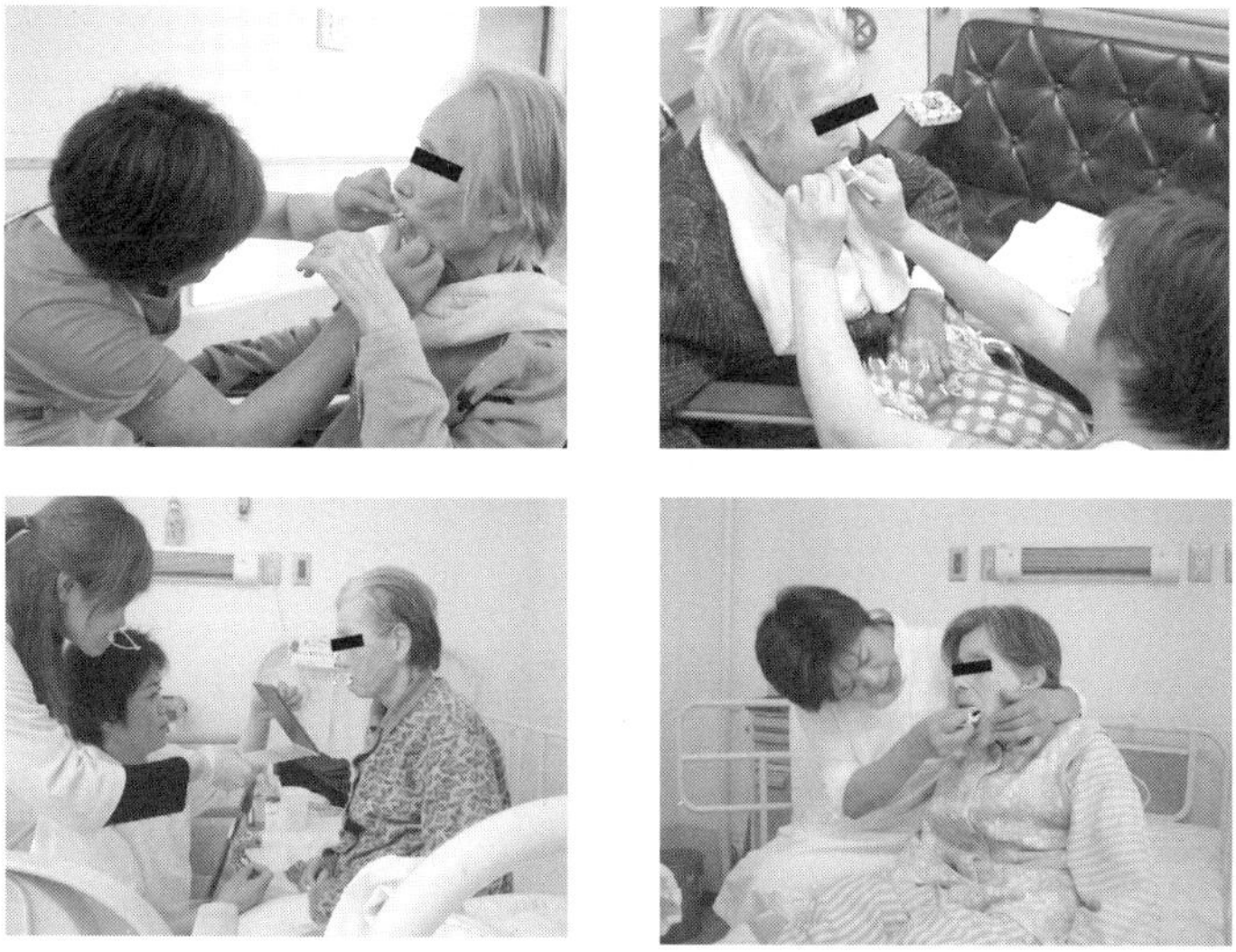

最初の１～２ヵ月は補助が大変です

プロジェクトの最大の難問はいかにしてパタカラを痴呆症の人に使用していただき、継続していただくかということでした。そこで音楽療法の専門家でいる島根大学教育学部の手塚実先生に協力していただきました。音楽療法の中に、唇を患者さんに意識してストレッチしてもらえるようなプログラムを組んでいただき、それがパタカラの継続使用へと繋がらないかと考えました。結果的に、音楽療法を使ってのモチベーションをとろうとするやり方では、上手にパタカラに移行できないということが分かりました。

やはり患者さんへのパタカラの使用は、介護職の人達に協力をお願いしました。大久野病院と同様に当初は患者さんにパタカラを使用していただくまでには困難を極めました。誰でも口の中にパタカラをはめると異物感もあり顔も多少歪みます。これが患者さんにパタカラを使用してもらえない主な原因でした。患者さんたちは「人前で口を大きく開けるなんて恥ずかしい！」、「口にこんなものを入れたくない！」、「こんなことをして何になるんだ！」と言ったそうです。中には「まるで拷問を受けているようだ！」と言う人もいたと聞いています。私もパタカラの使用をこれほどまでに拒否する言葉を耳にするのは初めてでしたが、鹿島病院での対象者が八十代〜九十代後半という高齢であったため、世代的な特性として新しいものを受け入れにくいということもあったのかもしれません。

しかし、パタカラを使用しないことには右側前頭葉の脳血流量は増加しません。当然、脳血流量が低下している痴呆症の人の症状改善は期待できません。どうしたものかと頭を抱えたものです。しかし、介護職の方たちは「何とかパタカラを患者さんに使用してもらい、少しでも症状が改善してほしい」との一心で毎日毎日、諦めずに患者さんにパタカラを勧めてくれました。人前で口を開けるのを嫌がる患者さんには、ベッドの周りのカーテンを閉めて一対一でお話しをしていただき、根気よくパタカラを勧めてもらいました。また、記録用紙を作成してもらい、患者さん一人一人の性格、家族構成や入院前の生活環境、職業などを調べ、それぞれの患者さんに合ったパタカラの勧め方を模索するなど、実に涙ぐましい努力をしてくださったのです。

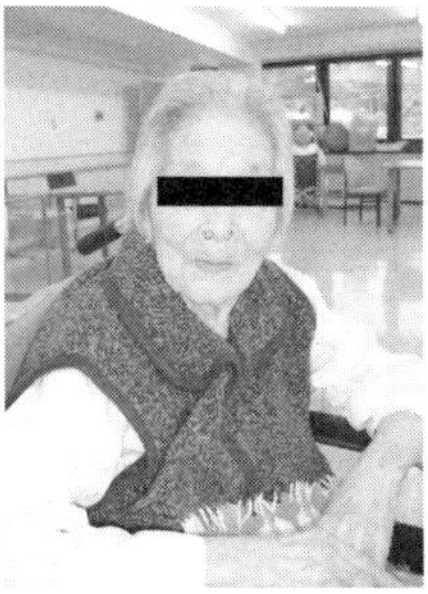

田中さん

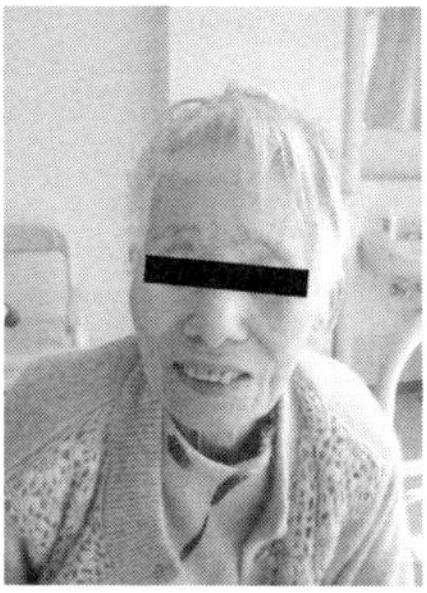

山田さん

　その結果、鹿島病院でパタカラの使用を開始していただいた当初（平成十五年二月）から毎日パタカラを使用していた田中さん（仮名・八十七歳・女性）と山田さん（仮名・八十七歳・女性）に様々な変化が見られるようになってきました。本当のところを言いますと、他にも何人かパタカラを使用してくださった患者さんはいたのですが、老人病院では少しでも症状の良くなった人は続々と退院するので、一年ほどの長期間継続して経過を記録できたのはこの二名の方のみだっ

●田中さんの口唇閉鎖力及びRCPMの推移

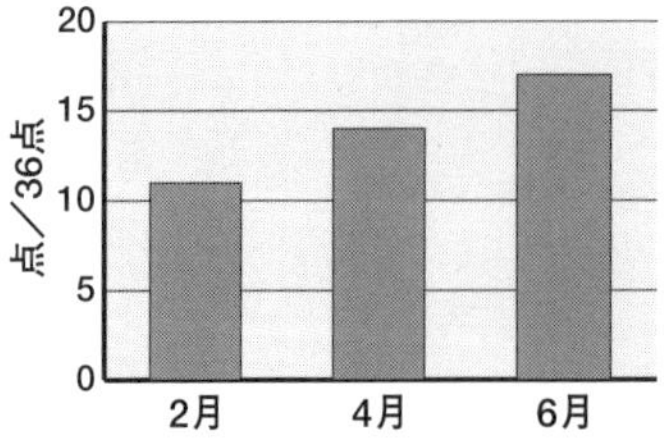

同じく田中さんのRCPMの結果。知能検査の結果も良い方向にすすんでいるのがわかる

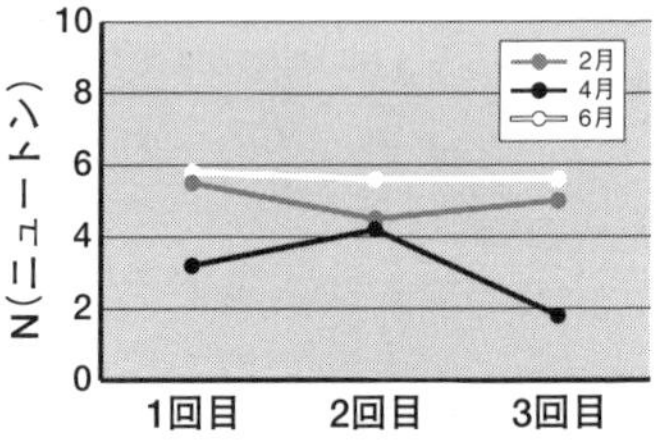

田中さんは２カ月ごとの測定で口唇閉鎖力の数値は上昇し、一測定ごとの数値のばらつきもなく安定してきた

たのです。

三回の口唇閉鎖力を計測し、レーブン色彩マトリックス検査で痴呆検査を行いました。まず、田中さんについてですが、右上図を見ていただければ分かる通り、口唇閉鎖力の上昇が見られます。また、単に数値が上昇しただけではなく、数値の安定化が見られるようになってきました。

痴呆症の人の口唇閉鎖力を測定するときには、連続して三回の測定を行います。実は測定のさいに、こちらの「唇を閉じてください」という指示に正確に反応できているかを確かめるためです。つまり三回とも正確に唇を閉じられるか否かを確かめてもいるわけです。痴呆が進んだ方は測定ごとに正確に反応できず、数値にばらつきが見られます。しかし日時の経過とともにそのバラつきが少なくなってきました。口唇閉鎖力の上昇よりも、まず始めは、この数値の安定化も重要な判断要素になるのではないかと考えています。

一方、二ヵ月ごとのレーブン色彩マトリックス検査の点数も口唇閉鎖力の上昇に同調するかのように上がってきました。特記すべきことに、田中さんは一日のうちにパタカラを何回行ったかを正確に覚えるようになってきたのです。鹿島病院へは毎日三回のパタカラの使用をお願いしていましたが、実際にはリハビリや入浴の時間の関係上、一日に三回パタカラができない日がありました。一日一回の日もあれば二回の日もあるといった具合です。そこで田中さんに「今日は何回パタカラをしましたか？」と尋ねると、最初のうちは「何回だったかねぇ？」と呟いたり、全く違った回数を答えていました。

しかし、パタカラを使用してから二ヵ月ほど経ちますと、早くも正確に回数を覚えていられるように変わってきたのです。介護職の方がパタカラを行ったさいの時間や患者さんの様子を記録するノートを作っていましたので、そのノートを確認することで田中さんが正しいことを言っていることが分かりました。また、パタカラの効果によりアゴのラインがスッキリとしてきましたので「田中さん、最近奇麗になられまし

●山田さんの口唇閉鎖力及びRCPMの推移

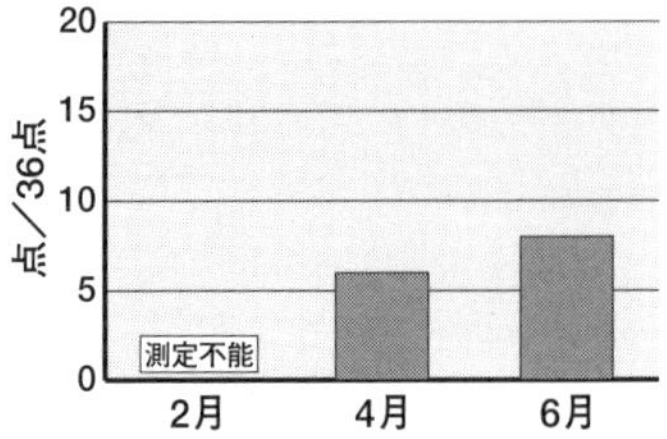

山田さんのRCPMの結果。測定不能から少しずつだが、確実に結果は上昇している

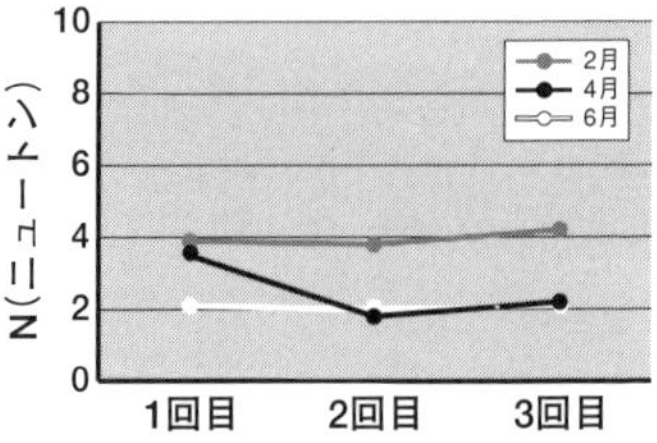

山田さんは一度は口唇閉鎖力の数値が小さくなったものの、数値の安定がみられた

たね！」と声をかけると「まぁどうしましょ！」親指を立てながら「また新しい男の人を探さないといけないわ」と言うまでになったのです。当初は会話が成り立たなかったのに、これには驚きました。

次に、山田さんのケースです。口唇閉鎖力は六月には低下していますが、数値の安定化が見られます。測定時に測定者の指示に正確に反応できるようになってきたと考えられます（右上図参照）。また、レーブン色彩マトリックス検査については二月の時点では全く検査ができませんでした。それが四月には検査全体の１／３（三十六問中十二問）を回答できるようになり六点、六月には検査全体の１／２以上を回答されて八点という結果でした。確実に上昇傾向が見られます。

●鹿島病院の食事風景

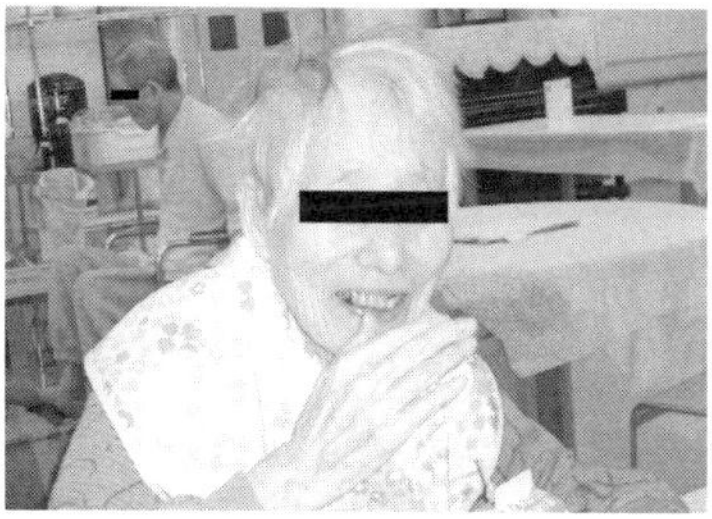

とても楽しそうに食事をしています

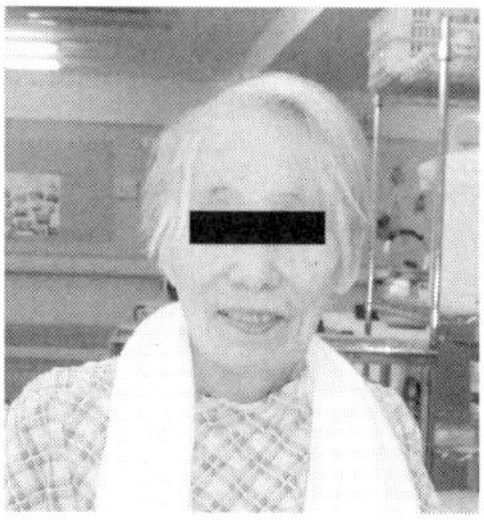

痴呆が改善すると和やかな表情になります

　山田さんにも測定数値以外において変化がみられました。食事中に写真を撮らせてもらおうとしたときには「恥ずかしい」と感情をはっきりと言ったり、数日前の患者さんとの会話をきちんと覚えていました。また数日前に訪ねて来た人のことを覚えていたということがありました。例えば「昨日、私と話をしていた男の人（患者さん）は戦争で手にけがをされたらしい。私に教えてくれた」と言うのです。実際にその男の人が戦争でけがをされたかは分かりませんでしたが、確かに手の指をけがしていました。

　また、私が田中さんを訪ねた時に写真を撮ろうとすると、「私、食べ方が遅いので皆さんと同じように食べ終わらないんです。こんなところを写真にとられるのは恥ずかしいです」と言っていま

●サーモグラフィを使ってパタカラ前後の血流をみる

パタカラ使用前　パタカラ使用後

82歳　男性
脳梗塞発病
後に痴呆症
を発症

94歳　女性

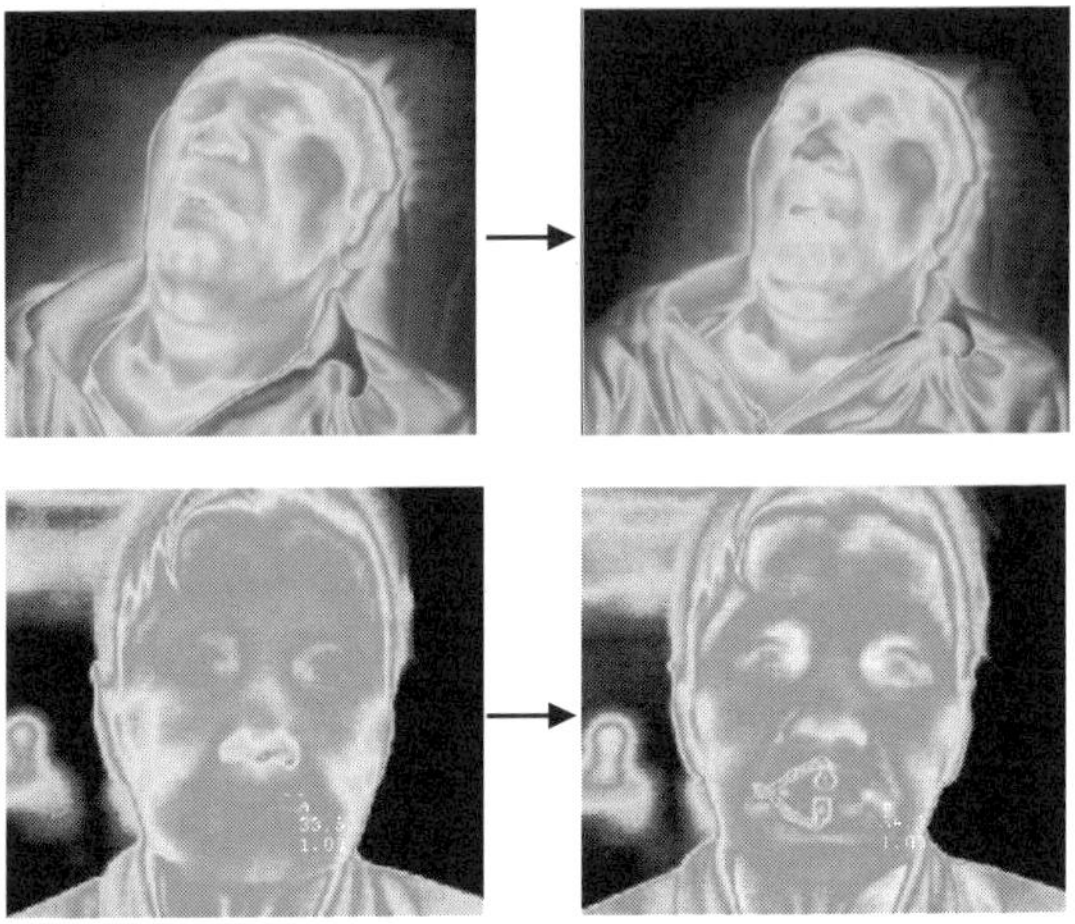

サーモグラフィ画像で、パタカラ使用後に血流の変化が表れているのがはっきり分かります

した。私のことを覚えていて、あとで介護の人に、「朝ご飯を食べている時に、背広を着た人が来た」という話をしていたそうです。また、看護師さんの話では田中さんは普段から口を開けて眠っていたそうですが、パタカラを使用するようになってから睡眠中にも口を閉じて眠っているそうです。私が午前九時に田中さんを訪ねたときはまだお休みでしたが、やはりこの時も口をしっかり閉じて眠っていました。なお、ここで紹介した田中さん山田さん以外の、つま

●慣れてくると自分でパタカラをし始める

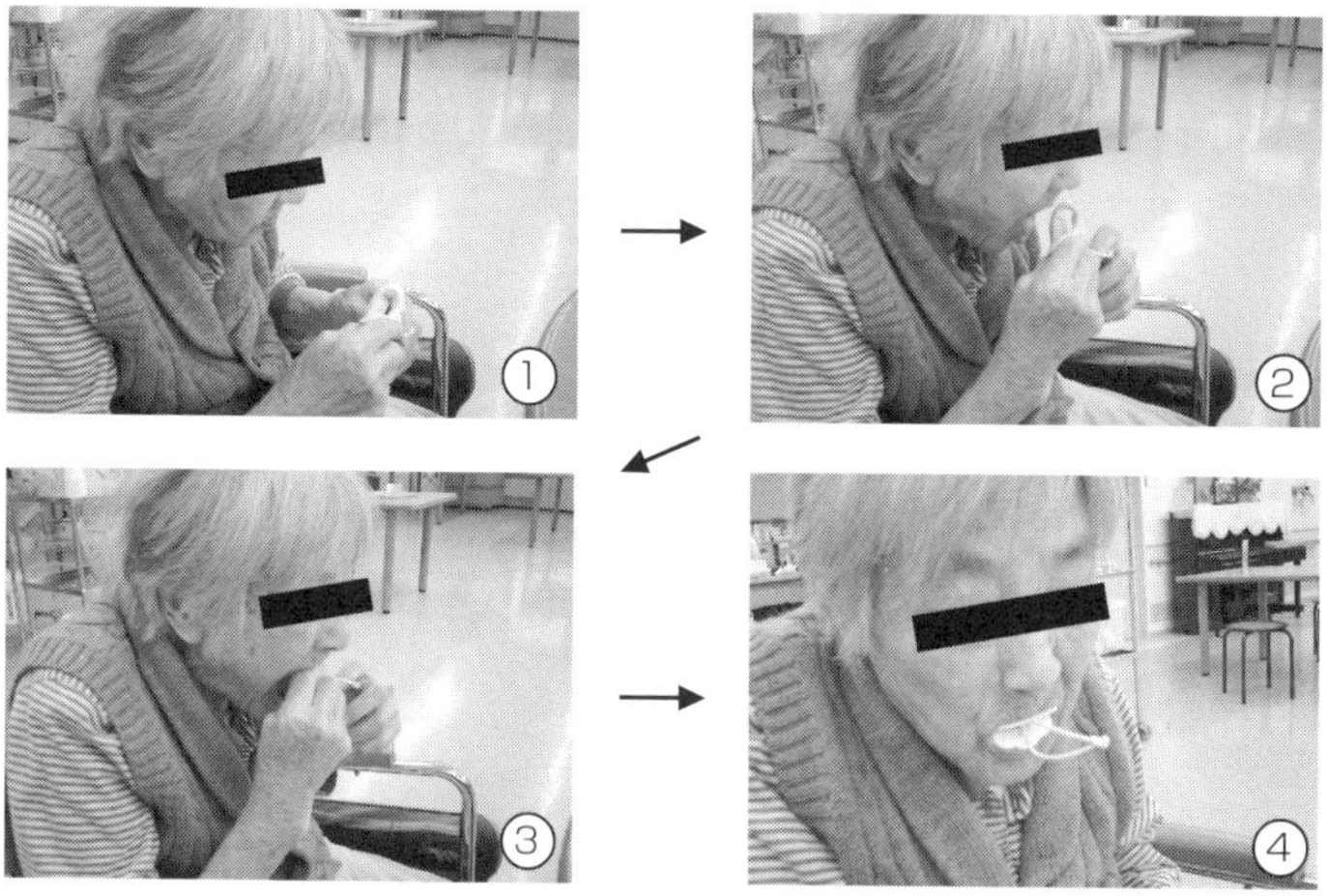

パタカラ継続も最初の1～2ヵ月だけは我慢です。長く続ければ続けるほど自分の力でパタカラをするようになっていきます

りパタカラを使用できなかった患者さんの測定も行いましたが、ほとんど口唇閉鎖力やRCPMの上昇は見られませんでした。

パタカラを毎日三回使用することにより、八十代後半の高齢の方でも必ず改善効果が現れることがこれで証明できたわけです。口唇閉鎖力の数値安定、RCPMの点数の上昇がはっきりと見られ、非常に良い結果を得ることができました。田中さん山田さんも日常的な会話が正常にできるようになったことは、最も大きな改善成果を示していると考えるべきです。当初考えていたほどには毎日の知的ワークができなかったにもかかわらず、週二回程度の音楽療法と、小鯖院長を筆頭に介護職の皆さんの「患者さんを良くしてあげたい！」という情熱と努力が、とてもよかったのだろうと考えます。

かつての鹿島病院は雰囲気が暗く、地域の評判では「姥捨て病院」とまで揶揄されていたそうです。小鯖院長先生の人柄でしょうが、私が伺った鹿島病院は先に述べたように本当に明るい親切なスタッフの揃った素晴らしい病院でした。以前の町の評判が全く嘘のようでした。看護スタッフの方も懇切丁寧に患者さんの情報を教えてくださいますし、私が主催した病院内でのセミナーにも積極的に参加してくださり、病院の医療レベルを上げようと努力していることが感じ取れました。

また情報交換の場では、佐田登志看護部長さんからとてもよいことを教えていただきました。それはパタカラを使用している女性の痴呆症の方について、どんなに痴呆がひどくなっても、若い時期から高齢者になるまで仕事を持っていた人は、知らないことにチャレンジすることへのためらいが少ないようです。痴呆症になってもこのような性格（自立心が強い）が残っているということは、またまた感動を覚える発見で

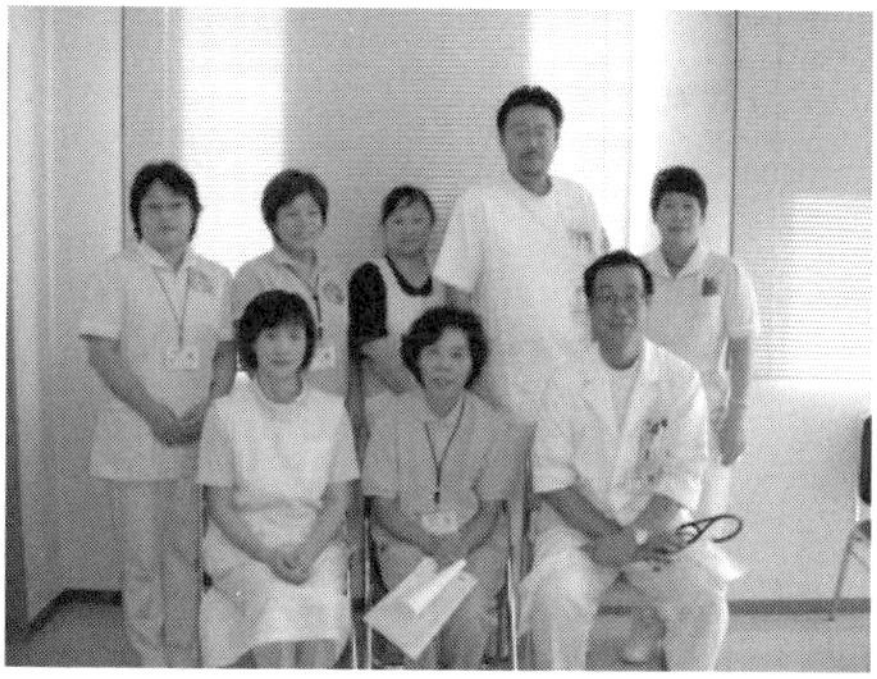

鹿島病院のスタッフの方々
（一列目右端が小鯖医院長）

した。

今は少しずつですがパタカラを自主的に使用しようとする患者さんが増えてきています。私にとってとても嬉しかったのは、病院長の小鯖先生の「秋広先生のおっしゃったとおりに、痴呆症も改善しますね。先生の言われた通りでした。来年の老人病院学会で発表いたしましょう」という一言でした。この一言で私はすーっと肩の荷が下りたのを覚えています。上手くいって本当によかったという安堵感がありました。パタカラで痴呆症を改善してくださった鹿島病院スタッフの写真です。写真でもお分かりいただけると思いますがとても素敵な方々ばかりです。

●鹿島病院での音楽療法のようす

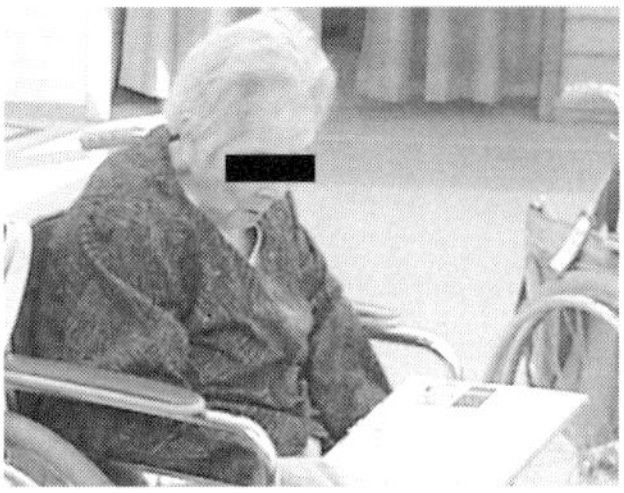

痴呆が改善すると歌にも積
極的です

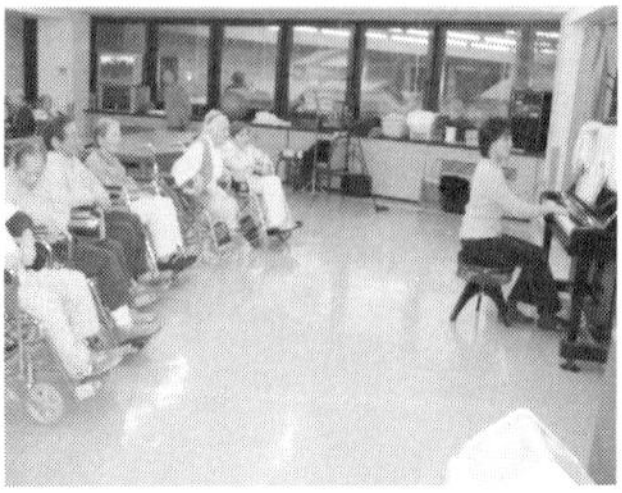

とても和やかな雰囲気です

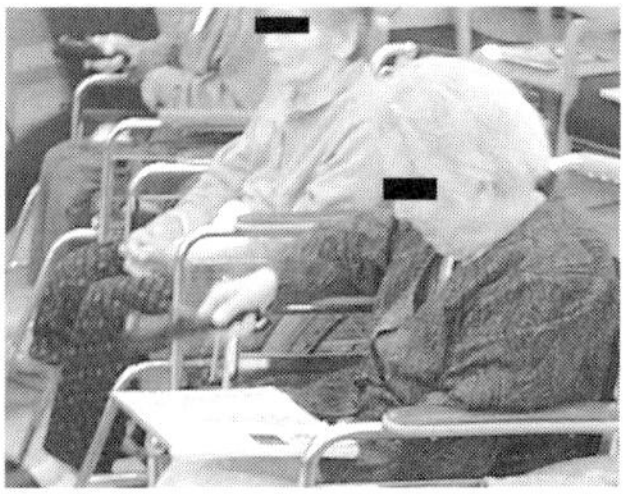

歌詞を覚えようとしています

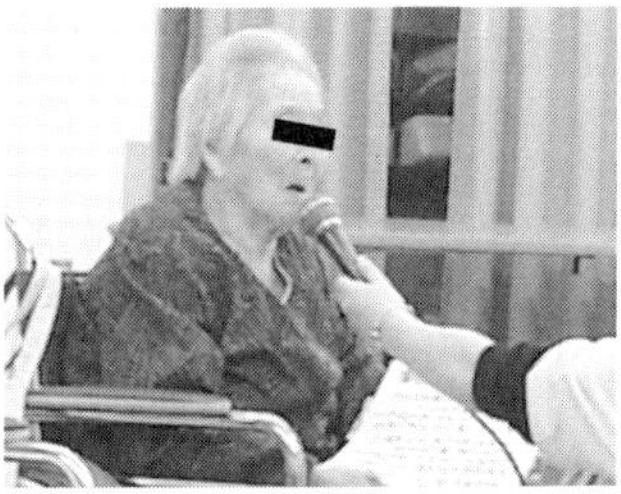

一生懸命歌おうとしています

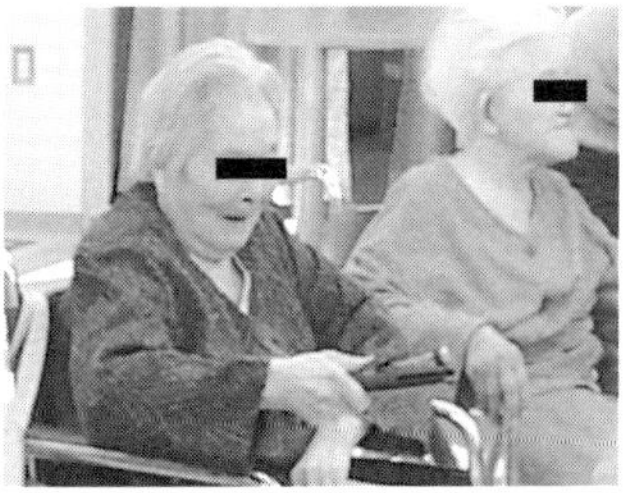

さあ、マイクを持って歌い
ましょう

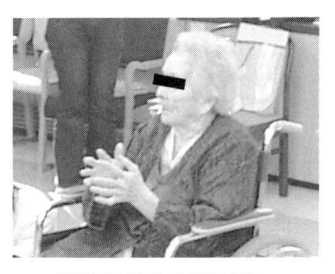

手拍子も軽快になります

４．知的障害者施設での活動

痴呆症も知的障害者もさらには脳梗塞も、みな脳内に障害があることに変わりはありません。先天的か後天的か、脳障害ならば全体か一部かの違いです。私は痴呆症に効果があるならば当然知的障害者や脳梗塞の人に効果があらわれないはずはないと考えていました。できたら知的障害者施設でもパタカラ・ストレッチ療法の効果を確かめてみたいと願っていました。そこで、実際に私が行った知的障害者施設でのパタカラ使用例を紹介します。

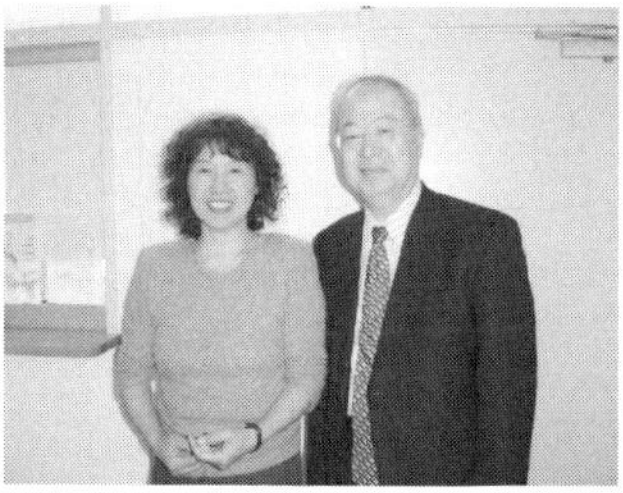

千鳥福祉会理事長山本昌子さん

縁とは誠に不思議なものです。以前、島根県松江市でパタカラの講演会をしたさい、社会福祉法人千鳥福祉会（島根県松江市東持田町、理事長山本昌子さん）の永岡悟さん、竹内淳子さんが聴講していました。それがきっかけで千鳥福祉会の知的障害者更生入所施設「持田寮」と知的障害者通所更生施設「L・C・C・ういんぐ」の、合わせて約二

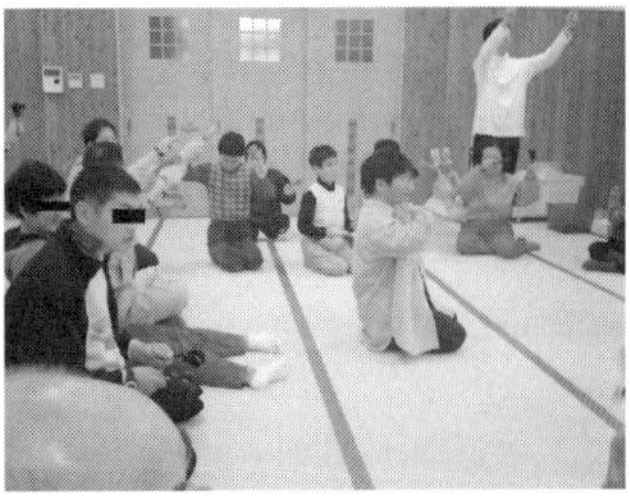

千鳥福祉会での音楽活動

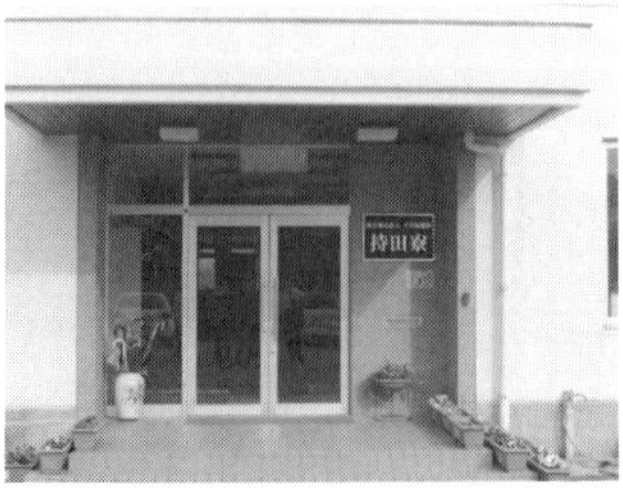

持田寮

十名の方に予備的調査として、パタカラの使用をしていただくことになりました。定期的な口唇閉鎖力の測定と職員の方の話から様々な変化が見られるようになりましたので説明します。

以前から千鳥福祉会では音楽活動に力を入れています。週一回は近くの公民館で音楽に合わせて踊ったり、打楽器を演奏したり、歌を歌ったりといった活動をしています。そこでその活動の合間にパタカラを行う時間を約十分間取り入れて、音楽を聴きながらパタカラを装着し口をつぐむということを行ってもらいました。音楽活動を行わない日は、昼食後パタカラ・ストレッチだけを行いました。

当初、竹内さんも対象者の方にパタカラを勧めるのは難しいのではないかと考えていたようです。確かに初めは慣れない器具を口に装着するわけですから、上手くいかなかったこともあったでしょう。

このハードルも、永岡さんのアイデアで、ダウン症の人を参加させることで、全員にスムーズに取り組んでもらうことができました。ダウン症の人なつこさの特徴を生かしたことが全員へのパタカラ取り込みに成功した秘訣かもしれません。食事の後の歯磨き後に、一人一人の口にパタカラを順番に装着していたそうです。楽しそうにパタカラをされている人がほとんどで、現在では、パタカラの装着を自らすすんでする人ばかりだそうです。すると健康上に非常に大きな変化が表れました。

平成十五年一月から二月にかけてのインフルエンザの罹患《りかん》率がそれを示しています。図を見てください。平成十四年の年末から十五年にかけてはインフルエンザが近年にないほど猛威を振るっていた時期です。そのような中で、パタカラを使用していた人と、使用していなかった人の

●千鳥福祉会の風邪罹患率

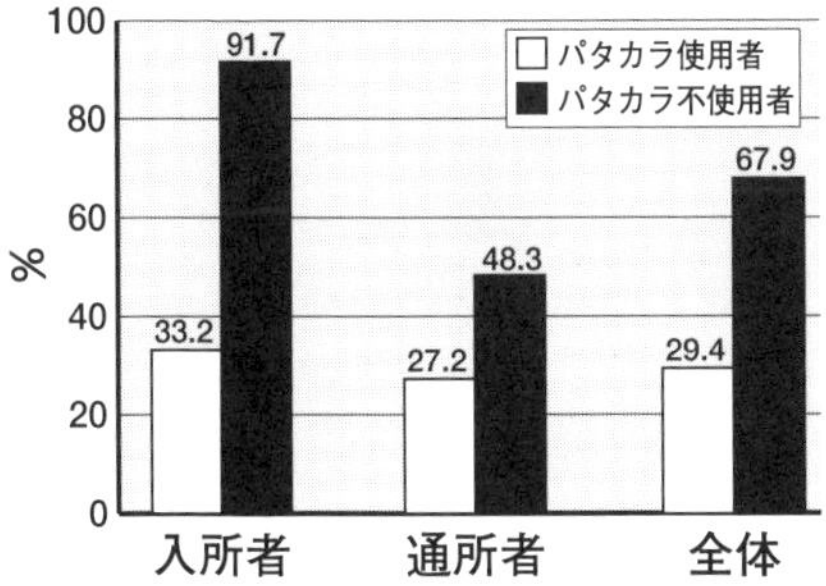

パタカラ使用者とそうでない人の間に大きな差がありました。鼻呼吸をすることが病気を防ぐということの証にもなっているのです

●千鳥福祉協会の口唇閉鎖力の推移

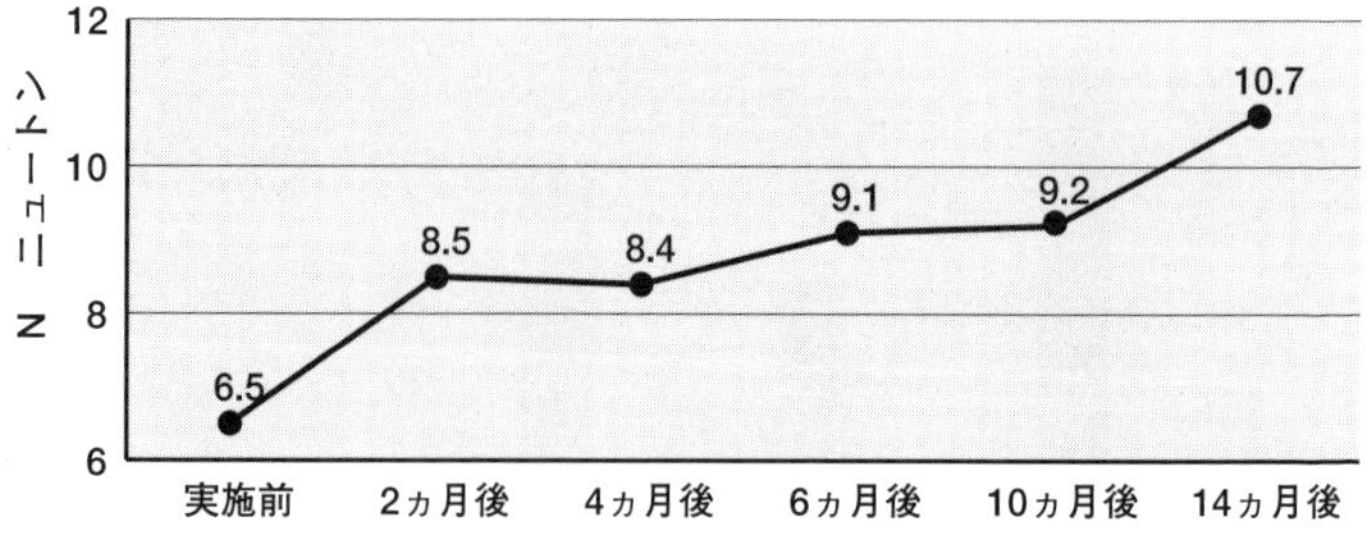

間でインフルエンザの罹患率が大きく異なりました。

持田寮、L・C・ういんぐとも、パタカラを使用した人は使用していない人に比べてインフルエンザにかかりにくいことが分かります。全体としてはまさに約四倍の違いがあることが分かると思います。これはパタカラの使用により口呼吸が鼻呼吸に改善されたことが理由と考えられ、いかに口呼吸か鼻呼吸かで毎日の健康が左右されるかということが分かるでしょう。それと同時に、一日たった一回パタカラをするかしないかという、ほんのわずかな努力の差でも健康に生活できるかの分岐点があることも分かると思います。

千鳥福祉会でパタカラを使用した結果、得られた効果は、実はインフルエンザの罹患率低下だけではありません。まずはじめに、行動の変化が見られました。永岡さん、竹内さん達は、パタカラを使用される方には必ず歯磨き後にパタカラを渡したり装着したりします。これがルールです。つまり歯磨きをしない人はパタカラを渡してもらえません。今の千鳥福祉会のパタカラ使用者は、みなさんパタカラを楽しみにしている人たちばかりです。ですから早くパタカラを渡してもらいたいと、今までまともに歯磨きしていなかった人までも歯磨きをきちんとするようになったと聞きました。これは効果的な口腔ケアにもつながります。

　また、鼻クソをほじる人も出てきました。実はこれは口呼吸が鼻呼吸へと改善されたことを如実に表している証拠です。鼻呼吸ができるようになれば外気は鼻腔を通って体内に入ります。外気中の異物やゴミが鼻でキャッチされるため、当然それが鼻クソとなって溜まるようになるのです。きっとパタカラを使用した人の中にも、このような経験をしたことが多いと思います。知的障害者の人たちは比較的素直に行動をしますので、鼻クソが溜まれば鼻に指を突っ込みます。さらに、パタカラを使用している最中に「パタカラをすると眠くなる」と言って横になる人もいます。これに関するメカニズムについては第二章で述べています。

　その他の変化としては、歯磨きのときに常に歯茎から出血があった人の出血がなく

●千鳥福祉会でのパタカラ実践

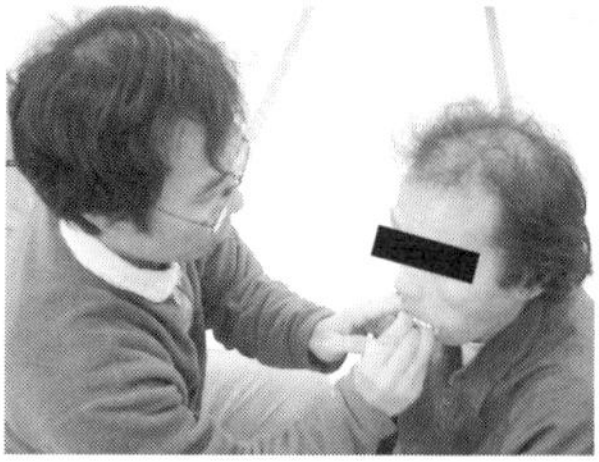

最初の１～2ヵ月
は補助者も大変

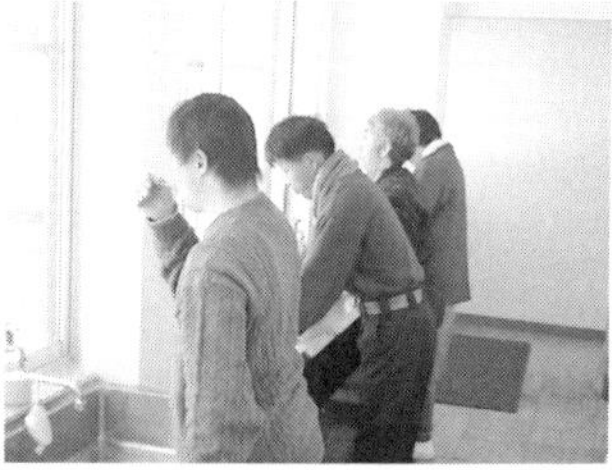

パタカラをするために
熱心に歯磨き

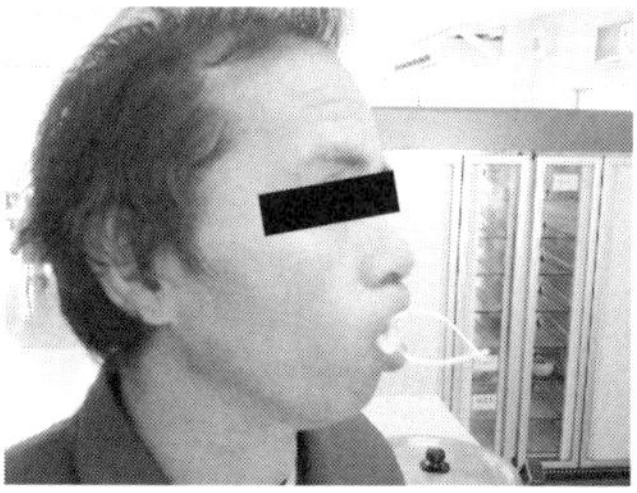

パタカラを自慢し
ています

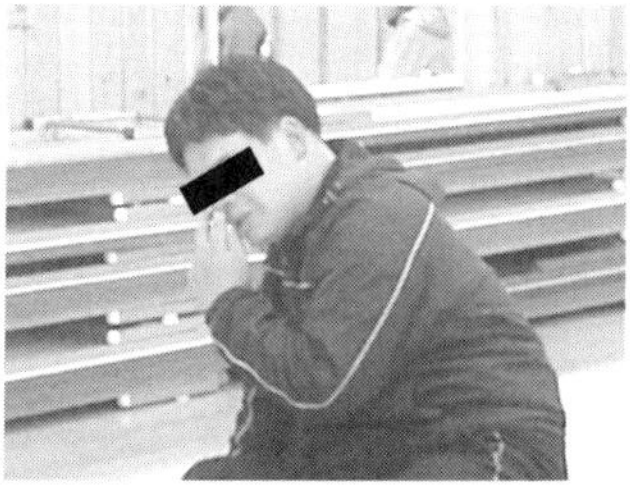

鼻呼吸をするので鼻を
ほじるようになります

なった人がいました。これも口呼吸が改善された結果と言えます。

　一つ特記すべき出来事がありました。聴力が弱く、周りの他人が耳元で大声で話しかけないと聞き取れない状況の知的障害者の女性がいましたが、パタカラ使用一ヵ月半経過時にはどうも聴力が上がってきたと職員の方が言うのです。七ヵ月後には、普通に会話しても聞き取れるようになってきました。施設の職員の間で、この女性の現在の行動は自分に都合のよいこと、例えば、食事だとか、おやつだとかには反応するのに、お掃除しなさいとかの自分の嫌なことは選択的に聞こえない振りをするそうです。つまり知能が上がっているのではないかということです。同時に、今は週一回の音楽療法のときにリズムに合わせてタンバリンやハンドベルを演奏することが大好きになったそうです。

　ここで紹介した千鳥福祉会の例を見てもパタカラの効果が分かりますが、やはり永岡さんや竹内さんを始めとする多くの施設職員の方々の努力、グループ全体を一つとしてのモチベーションの上手なとり方があって初めて得られた結果であることは言うまでもありません。永岡さんや竹内さんのお話では最初の一～二ヵ月は、サポートにとても苦労されたようですが、徐々に手間がかからなくなり、半年もたつとそれぞれが自分でパタカラを習慣づけてできるようになったので、今は見守っているだけで少しの苦労もなくなったと言っていました。例え一日一回でも長く継続し、一年も経過すると口唇閉鎖力が強化されます。これは、鹿島病院の痴呆症患者さんについても同じことが言われていました。

5．痴呆症を治しやすい人、治しにくい人

原則的に痴呆症が治りやすい人治りにくい人との区別はありません。しかし、治しやすい人と治しにくい人の区別はあります。もう少し分かり易く言えば、必ず治そうと希望すれば治るものなのですが、その手段や方法を受け入れにくい人と容易に受け入れてくださる人がいるかいないかだけなのです。

それはパタカラを使用して、右側前頭葉に脳血流が増えるという脳内への環境変化をおこすことは誰でも必ずおきることだからです。その環境を維持すれば、いずれ脳内にも「渦巻き理論」のメカニズムで脳神経シナップスの新生を呼び起こし、いずれ脳内の正常な働きが回復してきます。右側前頭葉に脳血流の増加がおきさえすれば後は自然の摂理の流れに任せて、水が高いところから低いところに流れるように、ただただ時間の経過を待てば事足りることになるのです。

よってパタカラを使えるかよりもむしろ、継続して使ってもらえるか否かが、痴呆症が治るか否かの分かれ目になるのです。重症痴呆症患者さんでありながら、いとも

●口唇閉鎖力平均値推移

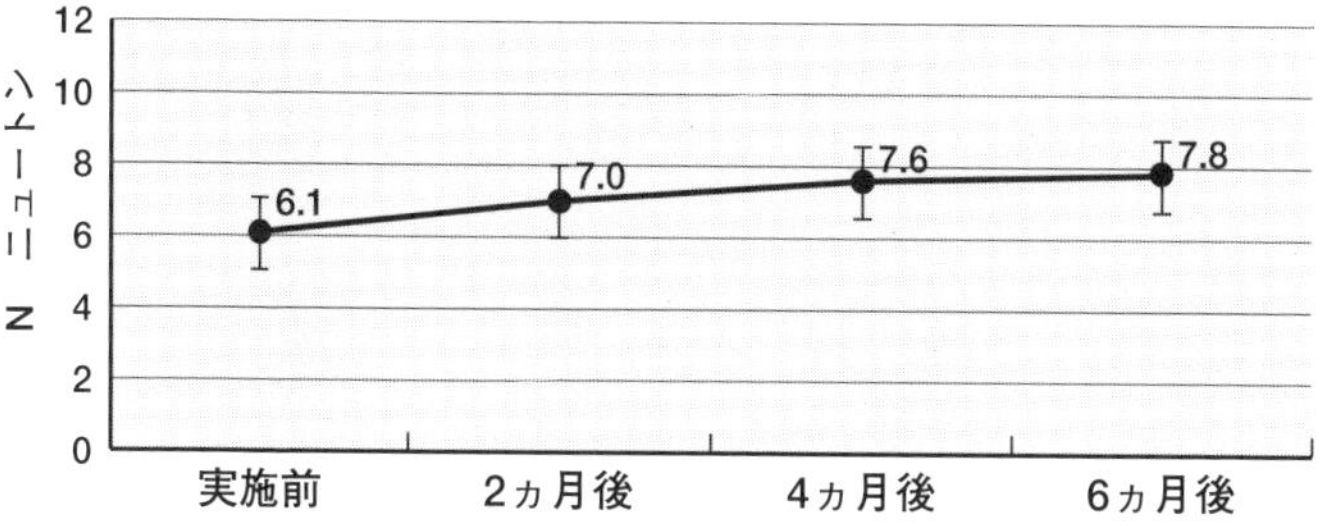

パタカラの使用期間が長くなると口唇閉鎖力はだんだん強くなっていきます。継続して続けることが大事なのです

あっさりとパタカラを受け入れて使ってくれる人から、全く受け付けない人まで多岐にわたります。どのような人が受け入れやすいのか、そうでないのか痴呆症発症以前の家庭環境や家族歴などを調査してみました。調査の結果、ある一つの共通項が浮かび上がってきました。それは発病前まで自立心を持っていた、新しいことに前向きである人だったのです。

図を見てください。これはパタカラ使用者の口唇閉鎖力の平均値の推移です。パタカラの使用期間が長くなることで、口唇閉鎖力が強くなっていることが分かります。しかし、六ヵ月後には口唇閉鎖力は伸び悩んでいます。これは、施設でのスケジュールの関係上、一日一回しかパタカラを使用していなかったためだと思われます。しかし、一日たった一回しかパタカラを行っていなくても、特に女性の場合、独立心旺盛な半生を過ごされた人、たとえば、商売をしていたとか保険の外交員をしていたなどの経済的独立のために外に出て常に活動してきた人は痴呆になってもその性格が残っているのでしょうか、変化が顕著になります。一方、結婚前は親や家族の言いつけを守り、結婚後もご主人の言いつけ通り、言い換えれば指示待ち人間であった人はなかなか効果があらわれません。

みなさん見た目にはみな同じに見える痴呆症状でも、脳の奥深くに刻み込まれた性格や、長年の生活習慣から生み出されてきた生き方というものは痴呆症になって、眠ってしまったように見えても決して消滅してしまうものではないのです。

第5章

パタカラ・ストレッチング

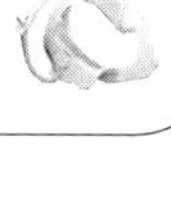

1．重症痴呆症の人でも頼りにしている人がいます

痴呆症が進行するにつれて皆さん「頭の中が壊れていく」と言います。記憶ができなくなっていることを認識すると同時に、将来の不安を感じていることでしょう。どうにもならないことへのいきどおりでイライラしてくる人もいます。しかしどなたも不安を慰めてくれる人を求めているのです。その人が息子さんや娘さんまたはお嫁さんなどの家族であったり、そして看護師さんであったり、ケアマネージャーであったり、ホームヘルパーであったりします。痴呆症の人は親身に相談に乗ってくれる人、不安を受け止めてくれる人をいつも探しているのです。

三割弱の人はパタカラを勧めると素直に使用してくださいますが、時にはパタカラ使用に際して、お金がないからと言って使用を拒否する人や、知らないものを口に入れることへの恐怖感で拒否する人が見られます。パタカラを使用していただかないことには痴呆症も改善しません。よってこの最も高いハードルを乗り越えるためには、日ごろから信頼している人、サポーターの補助を必要とします。パタカラを使用する

前に患者さんの発病前の略歴を知ることも重要ですし、痴呆症の人が頼りにしている人をあらかじめ探しておくことも重要です。

2．痴呆症の人へのパタカラ・ストレッチング方法

唇にものをはめ込むという動作自体、脳に問題のある方にはなかなか抵抗があるようです。しかし、ここを上手にクリアできると後は一ヵ月もしくは二ヵ月休まずにパタカラ・ストレッチングを続けられるようにサポートしてあげればよいのです。ただそれだけと言っても過言ではありません。ここは根気さえあれば導入のテクニックなどと比べてもさほど難しい問題はありません。ですから、やはり何よりも最初に唇にパタカラをはめて閉じることをやってもらうまでが一番の難所となります。パタカラに取り組んでくださる人にもいろいろな方がいます。恥ずかしいから人前では嫌だ、人に見られないならば自分の部屋でやってもよいと言う人もいます。いずれにしても始めさえすれば後のノウハウは必要なく、半分以上痴呆症が治ったのと同じことだと考えても結構です。

痴呆症の進行に伴い口唇閉鎖力（唇の閉じる力）は弱まってきます。美容や、イビキ解消のためにするように、パタカラを横・前・斜めなどに引っ張る動作を取り入れた複雑なストレッチングは痴呆症改善のためには必要ありません。痴呆症の人は口唇閉鎖力が弱いので、せっかくパタカラを唇にはめ込んでつぐんでもらっても、パタカラのロープを前方に引くとパタカラが外に飛び出してしまいます。ただただじっと三分間を目標に、唇にパタカラをはめ込み、つぐんでいてもらうだけです。

3．一日三回忘れずに

パタカラを使うときに何かと結び付けて習慣化すると良いでしょう。例えば食事の前や後とか決めておくのがよいと思います。改善が著しくなると介護者がいなくとも自分でやろうとさえします。繰り返しますが、痴呆症の人は口唇閉鎖力が弱く、閉じ続けることが最初のうちは困難です。閉じ続けられないときには介護の人がそっと指を添えて閉じられるように助けてあげるのがよいでしょう。

義歯がある人には義歯を口にいれたままでパタカラ・ストレッチングを続けてくだ

さい。全く歯がないのに義歯を持たない人は唇にはめこんだあと、パタカラが飛び出さない程度に軽く前に引いた状態を続けてください。

やりづらい代表例としては出っ歯の人がいます。このケースも唇にはめこんだあと、パタカラが飛び出さない程度に軽く前に引いた状態を続けてください。閉じているときには「ウー」と声を軽く出すとよいかもしれません。ポイントは可能な限り一日三回以上パタカラを使用してもらうことです。どんな重症者でも一回三分ができると二〜三ヵ月もすると各自が自分からパタカラを使うようになってきます。

4・痴呆症の人へのモチベーション

軽症や中等症の人は各自がみな回復したいという希望を持っています。信頼している人からパタカラ・ストレッチを勧められれば素直に実行するようです。パタカラで改善してきているのだということを回復過程でお経を唱えるように言い続ければ、自分から継続してくれます。

問題なのは、重症にまで進んでしまった人の場合です。パタカラ・ストレッチ開始後の一ヵ月半〜二ヵ月ほどの間は、何のためにこれをしているか理解していません。そのために、誰か必ず側についていて補助をするか見守っていてあげる必要がありま す。周りの人にとってはこの期間がとても手間がかかり大変です。しかし、おおむね二ヵ月ほどでパタカラ・ストレッチの意味を理解することができるまでに改善してきます。そのことは痴呆症の人自身が一番認識していることです。無気力であったり、イライラしていたりした人でもパタカラ・ストレッチ開始二ヵ月後以降には、自分の頭の中が何かしっかりしつつあることを自分で認識し、時間の経過とともに変な病気は治るだろうと思い、焦る気持ちが和らぐのでどんどん穏やかになってきます。

これ以降は、若返ってきた、肌がツルツルしてきた、笑顔が素敵だ、美男・美女になってきた等々、本人が確認できることを口に出して誉めたたえ続ければよいのです。どんなに歳をとってもほめられて嫌な気持ちを持つ人はいません。そういう気持ちを持ち始めること自体が、改善の証でもあるのです。

5．痴呆症改善後のケア

若年者は口唇閉鎖力を強化してあげれば、その後の成長にあわせてその力が強くなってきます。しかし高齢になればなるほど体のすべてに忍び寄る筋肉の老化からは逃れられません。当然口唇筋や口唇閉鎖力も老化の影響を受けます。いやむしろ唇を始めとする表情筋は、他の骨格筋と比較して細く脆弱な筋肉からできているので、老化の影響をとても受けやすい筋肉群ともいえるでしょう。当然表情筋の筋肉ストレッチングを考慮しなくてはなりません。痴呆症が改善してもパタカラ・ストレッチングをやめてしまうと、再度老化の影響が現れてくることを意味します。痴呆症の再発を防ぐ意味でも、改善後も一日最低三回はパタカラ・ストレッチングを続けましょう。

●パタカラの装着方法●

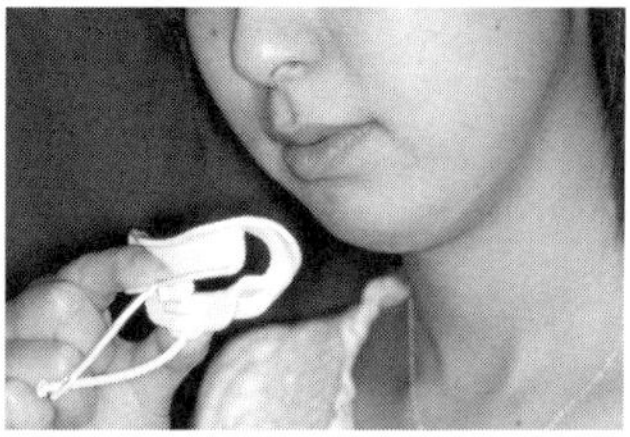

① 写真のように本体のつまみ部分を指で支えてつぶします。

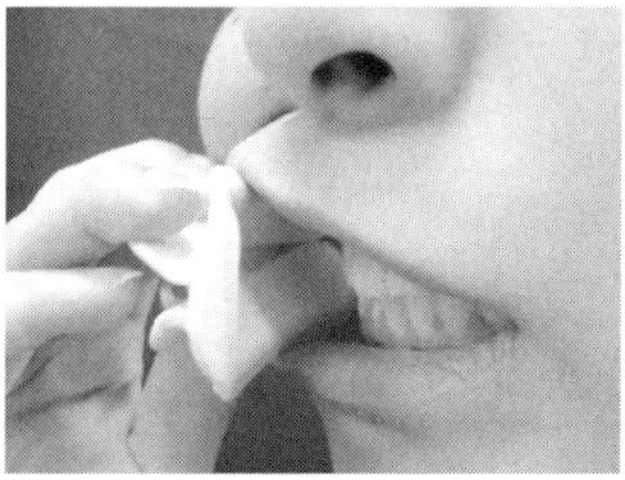

② 軽く口を開いて本体の左右の翼部を歯とくちびるの間に装着します。

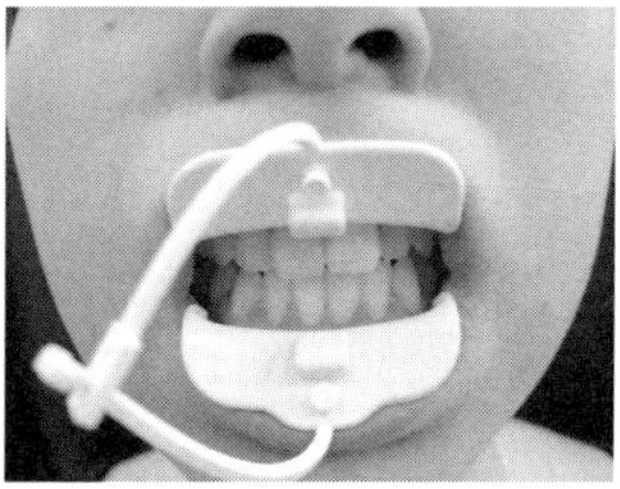

③ 上唇（うわくちびる）と下唇（したくちびる）の間に本体が入っている事を鏡で確認してください。上下の歯を噛み合わせないように注意してください。

注意
歯で噛む器具ではありません。

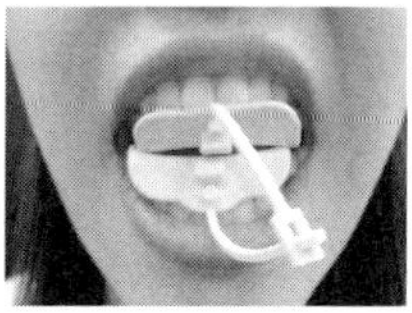

●パタカラを使った基本的なトレーニング方法●

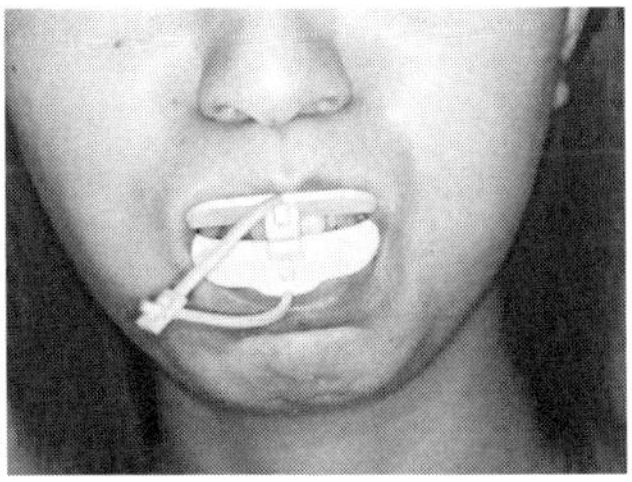

①　唇に力を入れて「ウ」と発音するように前に突き出す感じでつぐみます。口をパクパクさせず、つぐんだままの状態を保ってください。

②　１回のトレーニングの時間は付属の砂時計に合わせて１回３分を目安に、１日４回を目標にしてください。

③　使い始めの頃は、器具が硬く感じ、３分続けて閉じられないかもしれません。その場合、指で閉じるのを手伝うか、手でロープを前方に引っ張ってください。トレーニングを続けるうちに閉じられるようになります。理由は分かりませんが、経験的に口呼吸している人は唇粘膜が薄いのか、パタカラ使用開始から１週間程は使用時に疼痛を感じることがあります。この時期の使用は熱心にやりすぎないでください。

●初めての人、口呼吸の人、小帯異常の人、前突の人の注意点

〈いれて痛みのある方・口呼吸の方への注意〉

（１）パタカラが歯にあたる人には

パタカラを前に引く、削る。濡れガーゼやワッテを使用、ワセリン塗布。

（２）消毒、水洗いについて

ハイターでの消毒は避けてください。たちどころに材質が劣化します。

（３）ポリエステル・エラストマー材質の性状と使用期間との関係

パタカラには使用者の年齢や用途などに応じ、「ふつう」「やわらかい」「リハビリ用」といった３種類があります。「ふつう」はなかなか変色しませんが、「やわらかい」、「リハビリ用」と硬さが減少するにつれてゴムの性状が強くなっていきます。その結果、口紅、コーヒーなどで着色し、容易に落とせなくなります。見た目は多少気になるかもしれませんが、材質や反発力等の機能面では何も問題がありませんのでご安心ください。また、どうしても気になるからといって、ハイター等の塩素系の漂白剤に漬ける人がいますが、それは材質を極度に劣化させ、また材質の粒子の間に塩素が残留するなど問題がありますので、絶対に避けてください。

● パタカラ・シェイプアップ体操１

―― 全身を使った運動 ――

（ストレッチ中にパタカラを開かないように！）

①　手を組んで手のひらを上に向け、腕を伸ばします。上半身は右(左)に軽く傾け、胸を伸ばすようにやや後ろにそらします。足は左足（右足）を膝を曲げずにふくらはぎ・アキレス腱を伸ばしながら少し上げます。

②　腕を胸の高さまで上げ、手の甲を外側にして体の前で指先を合わせます。片足のふくらはぎ・アキレス腱を伸ばしながら後ろに下げ、体を逆方向に回します。その時、腕の間からかかとを見るようにするのがポイントです。

③　今度は片足をななめ方向に少し上げ、逆方向に顔と上半身をひねります。

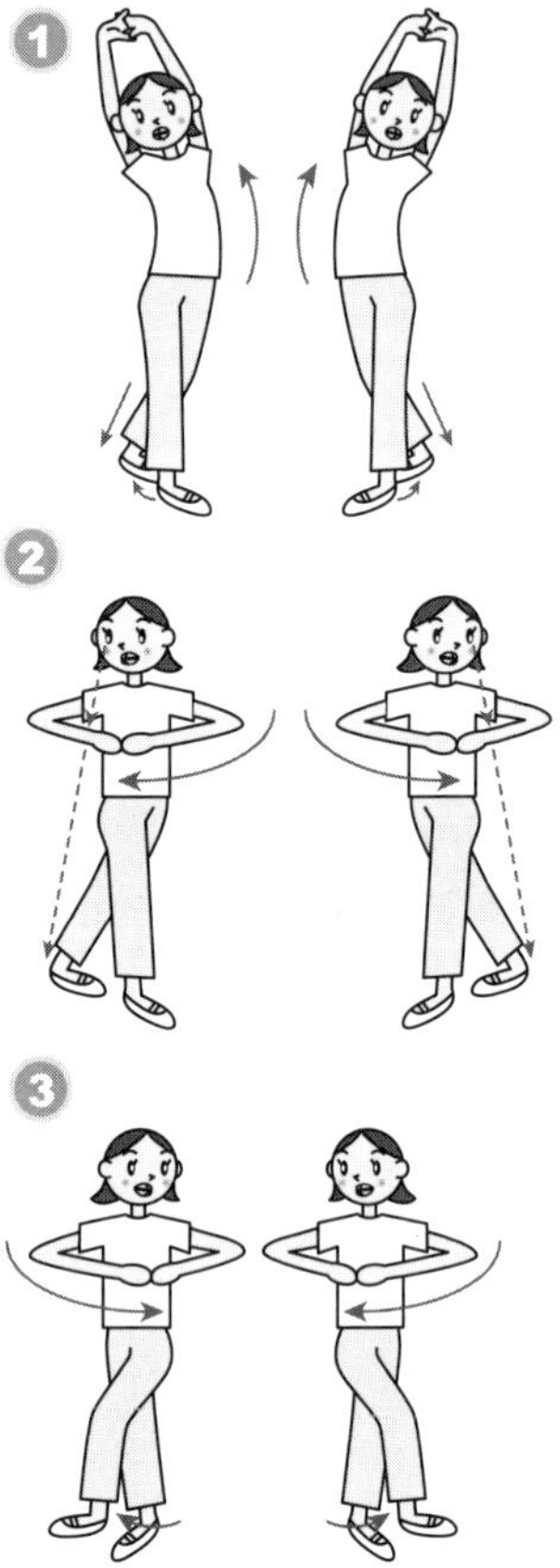

(①〜③では、かかとを上げないで**足をスライドさせる**のがポイントです。体力にあわせて無理せずに行ってください)

● パタカラ・シェイプアップ体操２

── 引っ張る運動 ──

（まずはパタカラを口に入れ、唇を閉じましょう）

①　手前のロープを左右に５秒ずつ引っ張ります。頬筋のストレッチになります。たるみやすい頬の下側を引き締めます。

1

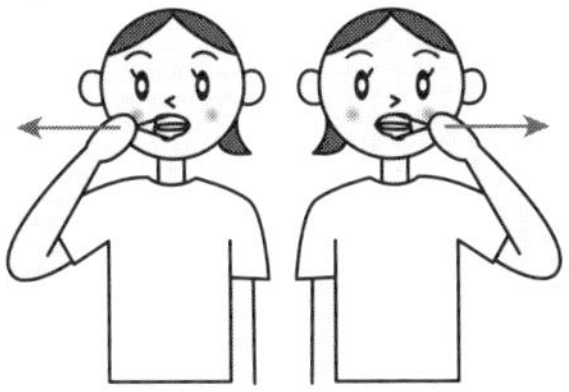

②　手前のロープを左右斜め下に各５秒ずつ引っ張ります。その時、引っ張る対象の目はウインクするように負けずに引っ張ります(綱引きのように)。ウインクした目とパタカラで筋肉を引っ張り合うことにより、目がパッチリします。

2

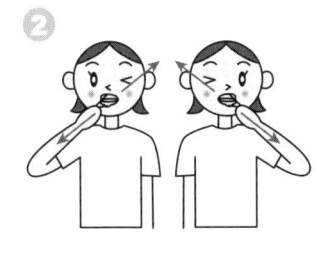

③　顎のたるみの皮膚を手でおさえながら、顔が天井に向くように上を向き、手前のロープを左右斜め上に各５秒ずつ引っ張ります。首の皮膚を押し下げる力とパタカラで引っ張り合いをします。二重顎、イビキ、言語障害、嚥下障害の改善に最適です。舌骨上筋、広頸筋と僧帽筋のストレッチに効果的です。

3

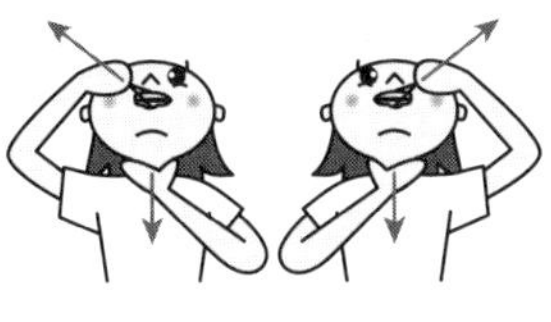

④　上向きのままロープを鼻の方に引き、さらにあいた手であごから首にかけて伸ばしましょう。上向き姿勢が、③の効果をさらに高めます。

❹

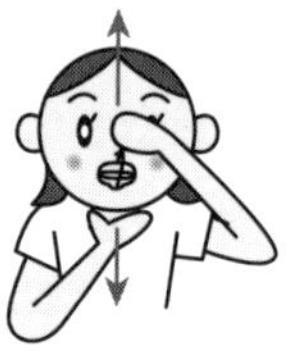

⑤　顔は上を向いたまま、まっすぐ上に5秒間引っ張ります。あごから首にかけても伸ばしましょう。

❺

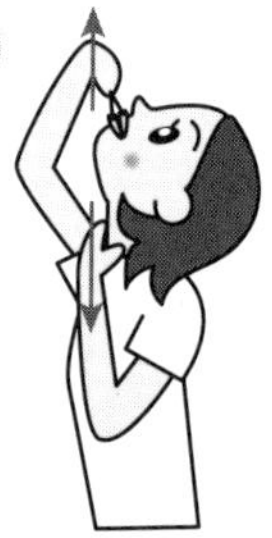

⑥　今度は口元の力をゆるめ、舌を出してパタカラの突起の上面に5秒間触れ、その後引っ込めます。上を向いて舌を出すときに舌尖が上のノッチの裏側に触れるような目的意識をもって努力をすると、④、⑤と共に顎二腹筋前腹、オトガイ舌筋や舌骨舌筋の舌筋ストレッチを確実にします。二重顎、イビキ、無呼吸、嚥下障害、言語障害の改善に最適です。

❻

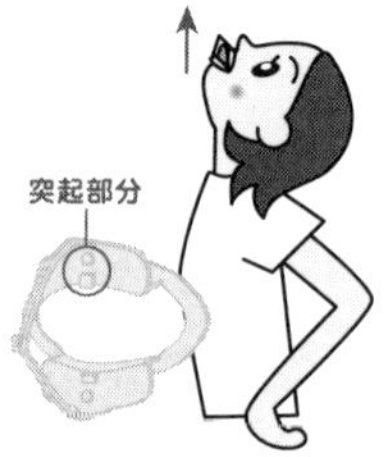

⑦　最後に両肩を上に上げて後ろにゆっくり回します。同時に下を向いて首の後ろを伸ばしましょう。そのあと腕をストンと下ろします。首・肩の筋肉をリラックスさせる整備体操にあたります。

⑦

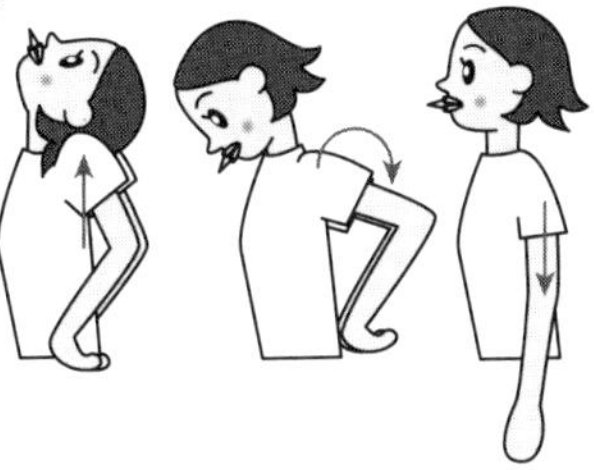

（はじめはあせらず、ゆっくりやりましょう！）

あとがき

私は歯科医師です。イビキについての本『立ち読みでわかるイビキの本』を書いた後には、「口腔ケア」の本を出版する予定でした。しかしイビキの本をかいている数ヵ月の間に老人病院から重症であった痴呆症患者さんが改善して自宅や老人介護施設へと帰っていかれるのを目にして、嬉しさのあまり「口腔ケア」の本を後回しにして本書を書いてしまいました。

歯科医師の私が痴呆の本を書くことに違和感を覚える人がいると思いますが、（歯科医師の専管領域である）表情筋の不活化が脳の萎縮を引きおこしているという事実を是非理解していただきたいと願っているのです。

従来の常識で凝り固まった人から見れば、私の話は「眉唾もの」と感じられるでしょう。私はそのように信じている人に「それでも地球は回っている。真実はたった一つですよ」とハッキリと告げたい気持ちです。確かめもせずに頭で考えて真実が分かるほど科学は単純なものではありません。いかなるときでも真実を求める試行錯誤の中、わずかに光る原石を見出す努力ほど楽しいことはありません。現在痴呆症で悩まれている人やご家族に一言申し上げるならば、痴呆症は治らないと諦めずにパタカラ・ストレッチをしてみてください。必ず改善効果が現れてくるはずです。悩んでいる時間はないのです。どうか不言実行を望みます。

完璧な内容の本とはいえませんが、このような本が出版のはこびとなりました。遅まきながらこの歳になって、若き時代の経験を皆様方にこのようにして還元できるようになりました。これらはみな、大学医局時代に東京歯科大学前学長石川達也先生、東京歯科大学名誉教授高橋一祐先生方に直接ご指導を受けたこと、後年、私にとってはまったく専門外であった口腔外科分野を旭川医科大学前教授、北進一先生が懇切丁寧にご指導をくださったおかげであると感じています。また、売れるかどうかわからない本を果敢な決断を持って出版まで運んでくださった三和書籍の高橋考社長、また関係各位の皆様には甚大な感謝をしています。

二〇〇四年八月

秋広良昭

全国パタカラ取扱い歯科医院・医療機関リスト

	歯科医院名	院長名	住所	電話番号
北海道	こが歯科クリニック	古賀　瑞之	004-0041　北海道札幌市厚別区大谷地東5-2-15	011-894-8885
	厚別駅前歯科	九津見　茂子	004-0055　北海道札幌市厚別区厚別中央五条2丁目4－8	011-892-3366
	谷口歯科医院	谷口　芳樹	004-0846　北海道札幌市清田区清田6条3丁目3-6	011-882-2228
	深江歯科医院	深江　敦	004-0877　北海道札幌市清田区平岡7条3-14-12	011-885-3031
	ここ歯科	森　修一	006-0834　北海道札幌市手稲区曙四条3丁目1-1	011-691-1855
	さいとう歯科診療室	齊藤　裕志	040-0021　北海道函館市的場町24-6	0138-51-8241
	いわさか歯科医院	岩坂　仁	041-0808　北海道函館市桔梗　2丁目22番19号	0138-47-5588
	かも歯科クリニック	加茂　勝巳	041-0812　北海道函館市昭和1丁目29-7 昭和タウンプラザA館	0138-44-4180
	住田歯科クリニック	住田　雪人	041-1201　北海道亀田郡大野町本町159-2	0138-77-7555
	斎藤歯科医院	佐藤　克宅	047-0013　北海道小樽市奥沢1丁目23-19	013-433-0006
	西歯科	西　隆一	047-0039　北海道小樽市錦町19-19	0134-33-0076
	むらおか歯科	村岡　淳	049-0122　北海道上磯郡上磯町東浜2丁目32番47号	0138-73-1184
	新中野歯科医院	八戸　正巳	053-0006　北海道苫小牧市新中野町3-2-19	0144-33-5530
	みかみ歯科・矯正歯科医院	三上　格	053-0018　北海道苫小牧市旭町4-7-20	0144-35-3939
	北光歯科はちや矯正歯科	八谷　征一	053-0852　北海道苫小牧市北光町4-12-17	0144-71-2580
	(医)秀優会　早川歯科	早川　邦雄	059-0014　北海道登別市富士町6-20-1	0143-85-8850
	柏村歯科クリニック	柏村　康治	059-0914　北海道白老郡白老町栄町1-15-15	0144-82-4141
	オリエント歯科	安井　覚	060-0807　北海道札幌市北区北七条西6丁目	011-746-3155
	まさき歯科・小児歯科	工藤　真幸	060-0808　北海道札幌市北区北八条西3丁目13-3 ラ・クラッセ札幌ステーションフロント1F	011-756-4118
	寺下歯科医院	寺下　和平	061-1113　北海道北広島市共栄町4丁目18番地の2	011-373-0023
	森下歯科	森下　正志	063-0032　北海道札幌市西区西野2条2丁目5-17 西野MTビル5F	011-665-7366
	(医)尾畑歯科医院	尾畑　政美	063-0802　北海道札幌市西区24軒2条5丁目15-1 24軒小川ビル2F	011-643-4181
	(医)ハタテ歯科クリニック	旗手　隆博	063-0811　北海道札幌市西区琴似1条5丁目4-14	011-611-0456
	さかもと歯科	坂本　郁	063-0830　北海道札幌市西区発寒十条4丁目6-23	011-663-7722
	いちやまた歯科医院	田中　久美	064-0918　北海道札幌市中央区南18条西7丁目2-5	011-512-8277
	ドゥケア歯科矯正歯科クリニック	西山　公仁	065-0021　北海道札幌市東区北21条東16-2-12	011-789-1505
	佑愛歯科医院	内海　治	066-0037　北海道千歳市新富3-20-10	0123-24-4181
	よねざわ歯科クリニック	米沢　昌範	067-0058　北海道江別市萌えぎ野中央2-1	011-382-8500
	あらい歯科	新井　由	069-1511　北海道夕張郡栗山町中央3丁目233番地	01237-2-1964
	(医)アロー会　矢口歯科医院	矢口　敦久	070-0039　北海道旭川市9条通7丁目右3号 RDビル2F	0166-23-5341
	かみつ歯科医院	上津　誠司	070-0842　北海道旭川市大町2条12丁目66-48	0166-54-5455
	ライオン歯科クリニック	佐藤　周二	071-8134　北海道旭川市末広四条1丁目　春光生協2F	0166-59-0001
	(医)さだおか歯科医院	定岡　敏之	078-1753　北海道上川郡上川町南町16	01658-2-2345
	きた歯科クリニック	北　敏博	078-8330　北海道旭川市宮下通23丁目1974	0166-37-7377
	(医)あいファミリー歯科医院	水野　史之	079-8417　北海道旭川市永山七条9丁目	0166-48-7655
	(医)パーク歯科医院	阿部　祐一	080-0015　北海道帯広市西5条南9-2-18	0155-27-0455
	山口和男歯科	山口　和男	087-0016　北海道根室市松ヶ枝町2-27	0153-24-1262
	杉村歯科医院	杉村　好久	089-0554　北海道中川郡幕別町札内みずほ町143-58-66	0155-56-6020
青森県	對馬歯科医院	對馬　壽夫	030-0801　青森県青森市新町1-8-24	017-722-5466
	ミドリデンタルクリニック	工藤　剛大	030-0845　青森県青森市緑2-13-14	017-777-3232

青森県	山口歯科医院	山口　吉昭	031-0004　青森県八戸市南類家2-2-9	0178-47-6770
	渋田歯科クリニック	渋田　大路	031-0833　青森県八戸市大久保沢目13-5	0178-31-6480
	対馬歯科オフィス	対馬　人志	038-0011　青森県青森市篠田3-4-42	017-782-6471
	北村歯科医院	北村　和典	039-0141　青森県三戸郡三戸町川守田字沖中3-2	0179-22-0320
	根城歯科クリニック	柳田　隆	039-1166　青森県八戸市根城3-23-16	0178-47-5607
秋田県	南浦歯科クリニック	南浦　公夫	010-0014　秋田県秋田市南通宮田1-3	018-836-1184
	将軍野歯科診療所	三野　賀子	011-0936　秋田県秋田市将軍野南1丁目10-52	018-845-0863
	木村歯科医院	木村　貞昭	012-0036　秋田県湯沢市両神138-1	0183-72-1120
	ささき歯科医院	佐々木　徹	013-0074　秋田県横手市三本柳寺田197	0182-33-8020
	さいとう歯科クリニック	齊藤　桂	014-0315　秋田県仙北郡角館町下新町4-2	0187-53-2752
	さとう歯科クリニック	佐藤　智幸	018-0311　秋田県由利郡金浦町金浦字十二林33-3	0184-32-4618
	武田歯科医院	武田　徹	018-5701　秋田県北秋田郡比内町扇田字南扇田132	0186-55-0231
	赤沢歯科医院	赤沢　茂樹	019-0701　秋田県平鹿郡増田町本町3	0182-45-2037
岩手県	西郷歯科医院	西尾　美紀	020-0021　岩手県盛岡市中央通1-11-16	0120-919-648
	島津歯科医院	島律　富	020-0032　岩手県盛岡市夕顔瀬町7-14	019-651-1531
	小山田歯科医院	小山田　栄二	020-0034　岩手県盛岡市盛岡駅前通8-11　盛岡	019-625-1744
	たきざわ駅前歯科医院	南部　淑文	020-0173　岩手県岩手郡滝沢村滝沢字大崎261-10	019-688-5580
	松嶋歯科医院	松嶋　正造	020-0866　岩手県盛岡市本宮1-9-8	019-634-0488
	ちば歯科医院	千葉　雅之	023-0865　岩手県水沢市字桜屋敷420	0197-51-1300
	むらさきの歯科医院	松生　達	024-0004　岩手県北上市村崎野16-166-3	0197-71-3418
	宮守村国民健康保険歯科診療所	深澤　範子	028-0304　岩手県上閉伊郡宮守村下宮守29-85-2	0198-67-2225
	大和田歯科医院	大和田　孝一	028-1115　岩手県上閉伊郡大槌町上町7-2	0193-42-2084
	にしお歯科クリニック	西尾　俊彦	028-3203　岩手県稗貫郡大迫町大迫3-145	0198-48-3088
	いちのへ歯科診療所	東山　敬貴	028-5301　岩手県二戸郡一戸町西法寺字稲荷21-1	0195-33-2259
宮城県	ヤモト歯科医院	山口　郁夫	981-0503　宮城県桃生郡矢本町矢本字河戸7-2	0225-82-3140
	中央歯科医院	佐藤　友清	981-0914　宮城県仙台市青葉区堤通雨宮町3-16-201	022-276-2011
	明石台歯科医院	佐藤　克彦	981-3101　宮城県仙台市泉区明石南2-4-6	022-373-0850
	加茂あいす歯科医院	愛須　芳則	981-3122　宮城県仙台市泉区加茂5-5-22	022-377-6480
	うちがさき歯科医院	内ヶ崎　賢二	981-3311　宮城県黒川郡富谷町富谷字町70	022-358-0222
	橘高第三歯科	橘高　修	981-3361　宮城県黒川郡富谷町あけの平2-4-4	022-358-5949
	橘高第二歯科	橘高　一郎	981-3621　宮城県黒川郡大和町吉岡上町89	022-345-3555
	山本歯科医院	山本　壽一	986-0822　宮城県石巻市中央1-6-17	0225-96-0118
	菊池歯科	菊池　亮三	987-0162　宮城県遠田郡涌谷町本町86	02294-2-3647
	清原歯科医院	清原　敏明	989-0229　宮城県白石市銚子ケ森10-39	0224-25-1030
	チェルトの森歯科診療所	笹島　ちさと	989-0821　宮城県刈田郡蔵王町円田字中田74-1	0224-22-7122
	三塚歯科クリニック	三塚　弘樹	989-6143　宮城県古川市中里5-14-24	0229-22-8211
山形県	冨田歯科医院	冨田　良太郎	990-0039　山形県山形市香澄町2-2-1 大久保ビル2F	023-622-4184
	錦町　冨田歯科医院	冨田文民	990-0056　山形県山形市錦町15-37	023-623-1184
	沼澤歯科医院	沼澤　孝典	990-0056　山形県山形市錦町11-15	023-635-5454
	新田歯科医院	新田　茂夫	990-2316　山形県山形市片谷地121-14	023-689-1145
	(医)西原歯科医院	西原　淳一	993-0016　山形県長井市台町6-11	0238-84-7722
	けい歯科・矯正歯科クリニック	片山　圭司	994-0024　山形県天童市鎌田1-10-1-3F	023 651-4618
	歯科家中新町クリニック	阿部　真裕	997-0036　山形県鶴岡市家中新町15-39	0235-24-5151
	いとう歯科医院	伊藤　弘恵	997-0801　山形県鶴岡市東原町10-24	0235-25-2811
	(医)五十嵐歯科医院	五十嵐　靖	997-0817　山形県鶴岡市睦町17-5	0235-25-2655
	板垣歯科クリニック	板垣　彰	999-2241　山形県南陽市郡山615-8	0238-50-3348
	槙歯科クリニック	槙　弘史	999-3512　山形県西村山郡河北町谷地中央5-3-4	0237-73-3800
福島県	なかがわ歯科医院	中川　亨	960-0231　福島県福島市飯坂町平野字西海枝9-1	024-543-1818

福島県	棚倉中央歯科医院	服部 敏	963-6131	福島県東白川郡棚倉町宮下199-3	0247-33-7770
	永山歯科クリニック	永山 隆治	963-8017	福島県郡山市長者1-8-9	024-933-4439
	スマイル歯科クリニック	鈴木 啓之	963-8041	福島県郡山市富田町館南29-2	024-951-4182
	菅野歯科医院	菅野 明彦	976-0015	福島県相馬市塚ノ町2-6-15	0244-36-1525
群馬県	落合歯科医院	落合 忠	370-0042	群馬県高崎市貝沢町356-3	027-362-1551
	すずき歯科医院	鈴木 君弘	370-0103	群馬県佐波郡境町下渕名1158	0270-70-6480
	新井歯科医院	新井 慎一	370-0128	群馬県佐波郡境町保泉1250-1	0270-76-6100
	富沢歯科医院	富沢 尚夫	370-1124	群馬県佐波郡玉村町角渕5115-5	0270-65-7912
	たまむら中央歯科	木村 俊介	370-1127	群馬県佐波群玉村町上之手1635-2	0270-64-3718
	大貫歯科医院	大貫 徳夫	370-2206	群馬県甘楽郡甘楽町善慶寺1353-2	0274-74-6480
	(医)杏林会 いちかわ歯科医院	市川 修司	371-0052	群馬県前橋市上沖町152-2	027-260-6166
	桃木歯科医院	渡辺 洋	371-0054	群馬県前橋市下細井町585-4	027-233-8855
	青柳歯科クリニック	吉田 孝詞	371-0056	群馬県前橋市青柳町133-8	027-234-6480
	なぎさデンタルクリニック	柳澤 勲	371-0133	群馬県前橋市端気町374-12	027-264-1184
	内藤歯科医院	内藤 敬史	371-0805	群馬県前橋市南町3-10-3	027-223-7110
	奥山歯科医院	奥山 文雄	372-0001	群馬県伊勢崎市波志江町2076-9	0270-23-2290
	和田歯科医院	和田 登紀夫	372-0003	群馬県伊勢崎市華蔵寺町28-2	0270-24-8100
	原田歯科医院	原田 隆史	372-0005	群馬県伊勢崎市乾町119	0270-23-8123
	福島歯科医院	福島 三喜夫	372-0012	群馬県伊勢崎市豊城町2110-1	0270-23-8234
	さくら歯科	桜井 享	372-0024	群馬県伊勢崎市下植木町524-1	0270-26-8200
	藤歯科	藤生 貴子	372-0034	群馬県伊勢崎市ひろせ町4094-10	0270-23-5550
	鈴木歯科医院	鈴木 敏正	372-0034	群馬県伊勢崎市茂呂町2丁目2927-1	0270-25-3288
	植田歯科	植田 晋也	372-0042	群馬県伊勢崎市中央町10-19	0270-23-3435
	飯島歯科医院	飯島 啓一郎	372-0045	群馬県伊勢崎市上泉町250	0270-25-1246
	ひまわり歯科	黒原 健太郎	372-0801	群馬県伊勢崎市宮子町3563-13	0270-24-3060
	えんぜる歯科クリニック	飯島 広	372-0812	群馬県伊勢崎市連取町101-1	0270-21-0822
	連取歯科クリニック	中島 淳	372-0812	群馬県伊勢崎市連取町1691	0270-25-0051
	多賀谷歯科医院	多賀谷 泰子	372-0812	群馬県伊勢崎市連取町1359-1	0270-25-1204
	中島歯科クリニック	中島 努	372-0833	群馬県伊勢崎市富塚町226-2	0270-32-6005
	阪東歯科クリニック	松本 徹	372-0834	群馬県伊勢崎市堀口町871-3	0270-32-1182
	香村デンタルクリニック	香村 立也	372-0841	群馬県伊勢崎市大正寺町240	0270-32-0150
	神戸歯科医院	神戸 英明	372-0844	群馬県伊勢崎市羽黒町15-1	0270-32-3913
	ほりぐち歯科医院	堀口 浩一	375-0014	群馬県藤岡市下栗須252-7	0274-40-8566
	さくらぎ歯科医院	下山 將文	376-0011	群馬県桐生市相生町1-228	0277-55-5815
	宮下歯科医院	宮下 隆敬	377-0032	群馬県渋川市坂下町850-5	0279-24-1939
	井上デンタルクリニック	井上 貴司	379-2133	群馬県前橋市中内町166-9	027-267-0100
	下山歯科医院	下山 晴樹	379-2211	群馬県佐波郡赤堀町市場456-5	0270-63-1960
	さかえ歯科医院	井田 純司	379-2223	群馬県佐波郡東村東小保方4469-3	0270-63-0480
栃木県	やまうち歯科	山内 聡	320-0033	栃木県宇都宮市本町1-19 佐藤ビル2F	028-650-6111
	横山歯科医院	横山 哲郎	321-0932	栃木県宇都宮市平松本町342-5グランドホール宇都宮1F	028-639-4181
	篠原歯科医院	坂入 道子	321-0963	栃木県宇都宮市南大通り4丁目1-1	028-634-6618
	あべ歯科医院	阿部 哲夫	321-2116	栃木県宇都宮市徳次郎町2194-1	028-665-3243
	森田歯科医院	森田 聡	321-2335	栃木県今市市森友1520-149	0288-30-3113
	おやけ歯科医院	小宅 一郎	321-3232	栃木県宇都宮市氷室町2815	028-667-4529
	近藤歯科医院	近藤 隆彦	326-0143	栃木県足利市葉鹿町296	0284-62-0205
	さくらい歯科クリニック	櫻井 勇	326-0824	栃木県足利市八幡町2-16-26	0284-73-0101
	阿部歯科クリニック	阿部 和夫	326-0844	栃木県足利市鹿島町1130	0284-64-1110
	ハラダ歯科医院	原田 美佐代	329-0414	栃木県下都賀郡国分寺町小金井1-5-4	0285-44-4182

栃木県	矢島歯科医院	矢島　俊助	329-3153　栃木県黒磯市大原間403-6	0287-65-2830
茨城県	酒井歯科医院	酒井　尊子	302-0011　茨城県取手市井野3-10-18	0297-72-3858
	石田歯科医院	石田　房枝	305-0061　茨城県つくば市稲荷前28-16	029-851-6627
	大塚歯科医院	大塚　誠	306-0011　茨城県古河市東3-15-8	0280-32-8303
	伊地知歯科医院	伊地知　明	306-0053　茨城県古河市中田1286-9	0280-48-0201
	高野歯科医院	髙野　雅行	308-0031　茨城県下館市丙156-6	0296-25-1662
	檜山歯科	中上　恵子	310-0815　茨城県水戸市本町1-11-20	029-231-7686
	大森矯正歯科クリニック	大森　勇市郎	310-0911　茨城県水戸市見和3-1393-2	029-252-1182
	かどわき歯科医院	門脇　天	311-1311　茨城県東茨城郡大洗町大貫町258-5	029-266-3948
	阿部歯科診療所	阿部　健	312-0035　茨城県ひたちなか市枝川356-8	029-228-6222
	本間歯科医院　第二診療所	本間　百合子	314-0031　茨城県鹿嶋市宮中2324-14	0299-83-6505
	金澤歯科クリニック	金澤　利幸	316-0034　茨城県日立市東成沢町3-17-6	0294-33-0118
	こばやし歯科クリニック	小林　良誌	319-1234　茨城県日立市大和田町684-1	0294-52-6480
	かわすみ歯科医院	川澄　一夫	319-2103　茨城県那珂郡瓜連町中里594-1	029-296-3777
千葉県	藤本歯科医院	藤本　修一	260-0021　千葉県千葉市中央区新宿1-25-2	043-242-4650
	藤本歯科長州医院	藤本　俊男	260-0854　千葉県千葉市中央区長洲2-20-17	043-225-2030
	大橋歯科クリニック	大橋　義昌	262-0032　千葉県千葉市花見川区幕張町5-417-281 第8マチイビル2F	043-275-2882
	原田歯科クリニック	原田　幹夫	264-0022　千葉県千葉市若葉区桜木町10-6	043-232-9988
	フレンズ歯科クリニック	谷　智子	264-0026　千葉県千葉市若葉区西都賀1-21-8 杉山ビル1F	043-287-4182
	しんぼ歯科医院	新保　城一	270-0021　千葉県松戸市小金原9-17-47	047-340-1818
	さかい歯科医院	酒井　秀俊	270-0114　千葉県流山市東初石4-238-4	04-7155-5082
	石田歯科医院	石田　治	270-0164　千葉県流山市流山1-258-2	04-7159-7774
	稲富歯科クリニック	稲富　洋文	270-2223　千葉県松戸市秋山110-1 シーアイマンション101	047-391-8148
	牧の原斉藤歯科医院	斉藤　浩二	270-2267　千葉県松戸市牧の原435-4	047-385-2788
	西方歯科医院	西方　譲	272-0023　千葉県市川市南八幡4-6-3 NOIX924ビル2F	047-377-6480
	みどり歯科医院	薄永　洋一	272-0824　千葉県市川市菅野6－18－25	047-322-2570
	なつみ歯科医院	髙橋　さゆり	273-0866　千葉県船橋市夏見台3-4-11	047-430-0723
	米谷歯科医院	米谷　敬司	274-0067　千葉県船橋市大穴南5-23-10	047-466-8586
	(医)たかみね歯科医院	高峰　弘二	276-0036　千葉県八千代市高津850-152	047-459-5948
	大越歯科クリニック	大越　誠貴	277-0843　千葉県柏市明原4-4-1	04-7145-8222
	井上歯科クリニック	井上　雅行	277-0886　千葉県柏市西柏台2-2-16	04-7152-5688
	(医)新浦安歯科医院	渡邉　嘉一	279-0011　千葉県浦安市美浜3-26-14 萬城ビル2F	047-350-3338
	熱田歯科医院	熱田　守正	288-0063　千葉県銚子市清水町1430	0479-22-0006
	アツタデンタルオフィス	熱田　行宏	288-0063　千葉県銚子市清水町1426	0479-25-1625
	古川歯科医院	古川　益弘	289-1143　千葉県八街市八街い77-120	043-443-9876
	佐久間歯科医院	佐久間　博史	290-0003　千葉県市原市辰巳台東2-10-15	0436-74-4986
	森歯科医院	森　良勝	294-0003　千葉県館山市水玉126-1	0470-22-9885
	西歯科医院	毛取　健至	297-0121　千葉県長生郡長南町長南2624	0475-46-1108
埼玉県	(医)永井歯科医院	永井　厚	330-0835　埼玉県さいたま市大宮区北袋町1-126-3	048-645-3435
	加納歯科医院	加納　賢一	331-0812　埼玉県さいたま市北区宮原町4-110-1	048-652-0266
	雙葉デンタルクリニック	山下　敦史	331-0823　埼玉県さいたま市北区日進町3-431-7	048-663-3292
	あい歯科医院	島田　直樹	332-0034　埼玉県川口市並木1-23-24	048-255-2000
	高橋歯科医院	高橋　秀行	334-0001　埼玉県鳩ケ谷市桜町2-1-8	048-286-3476
	須藤歯科医院	須藤　宗彦	335-0022　埼玉県戸田市上戸田5-24-7	048-445-4595
	くろさき歯科	黒崎　俊一	336-0017　埼玉県さいたま市南区南浦和2-38-1 駅前北原ビル4F	048-887-9639
	(医)藤歯会明花歯科クリニック	新藤　隆弘	336-0042　埼玉県さいたま市大谷口向5555	048-874-5888
	(医)大谷歯科クリニック	大谷　泰治	336-0926　埼玉県さいたま市緑区東浦和4丁目3-1	048-875-6830
	(医)歯健長壽会　金子歯科診療所	金子　弘	338-0001　埼玉県さいたま市中央区上落合7-6-2カーエスブルク1･2F	048-852-1208

埼玉県	(医)皓歯会　松丸・歯科・矯正歯科・医院	松丸和郎　竹田佳仁	339-0005	埼玉県岩槻市東岩槻5-3-11	0120-1180-86
	ひぐち歯科クリニック	樋口　雄介	340-0022	埼玉県草加市瀬崎町1388-34	048-927-8867
	ひまわり歯科医院	高垣　雄一郎	340-0113	埼玉県幸手市幸手3541-2	0480-43-6118
	中山小児歯科矯正歯科医院	中山　博之	343-0043	埼玉県越谷市南越谷4-5-2-201	048-986-4082
	フラワー歯科	藤井　賢治	344-0021	埼玉県春日部市大場1138-2	048-738-7977
	わたなべ歯科	渡辺　勝	344-0067	埼玉県春日部市中央1-8-7 SSK春日部ビル2F	048-755-6686
	(医)歯健長壽会　本町歯科診療所	野末　麻希	346-0005	埼玉県久喜市本町2-1-43	0480-23-5510
	歯科渡辺医院	渡辺　眞生	346-0033	埼玉県久喜市下清久676-1	0480-23-5553
	スギタ歯科医院	杉田　秀樹	347-0101	埼玉県北埼玉郡騎西町上高柳566	0480-73-3824
	(医)角田歯科医院	角田　裕史	348-0058	埼玉県羽生市中央5-10-3	048-561-0654
	勝沼歯科医院	勝沼　稔	349-0111	埼玉県蓮田市東1-2-14	048-768-1250
	(医)皓歯会　白岡ニュータウン歯科	松丸和郎 長崎寛	349-0212	埼玉県南埼玉郡白岡町新白岡3-41 ルネ・グランガ-デン2F	0120-080-418
	増野歯科医院	増野　光彦	350-0215	埼玉県坂戸市関間4-8-2 サンエス若宮1階	049-283-2888
	中島歯科クリニック	中島　茂	350-0229	埼玉県坂戸市薬師町4-11	049-283-3737
	共立歯科医院	桜井　貢	350-0235	埼玉県坂戸市三光町49-1 田辺ビル1F	049-283-7111
	若宮歯科医院	関口　昌宏	350-0255	埼玉県坂戸市成願寺323-1	09-282-5050
	さぎや歯科医院	鷺谷　剛	350-0451	埼玉県入間郡毛呂山町毛呂本郷231-2	049-294-3303
	小高歯科	小高　希与子	350-1323	埼玉県狭山市鵜ノ木16-1	04-2954-0990
	須田歯科医院	須田　勝行	351-0034	埼玉県朝霞市西原1-6-5	048-471-6480
	(医)明友会　新座ファミリー歯科	山嶋　俊義	352-0005	埼玉県新座市中野2-1-38 OSCデオシティ新座B-313	048-480-8531
	大進歯科医院	佐藤　照彦	354-0041	埼玉県入間郡三芳町藤久保唐沢431-22	0492-59-1138
	みのる歯科医院	斉藤　稔	355-0004	埼玉県東松山市沢口町31-1	0493-24-9080
	池田歯科医院	池田　光太郎	355-0316	埼玉県比企郡小川町角山490-1	0493-74-3020
	関谷歯科医院	碇　智宏	357-0033	埼玉県飯能市八幡町19-5	042-972-2648
	花みずき歯科医院	島崎　貴弘	357-0044	埼玉県飯能市川寺545-6	042-974-5290
	丸山歯科医院	丸山　恭生	357-0063	埼玉県飯能市飯能535-1	0429-73-8680
	菅原歯科医院	菅原　敦子	359-1118	埼玉県所沢市けやき台2-14-21	042-929-6480
	いかるぎ歯科医院	五十木　輝雄	360-0022	埼玉県熊谷市戸出889-2	048-525-4323
	関口歯科医院	関口　智久	360-0107	埼玉県大里郡江南町千代102-8	0485-36-4800
	田中歯科医院	田中　治男	360-0816	埼玉県熊谷市石原176	048-526-3383
	松井歯科医院	松井　毅	361-0015	埼玉県行田市関根224-1	048-559-0605
	坂詰歯科医院	坂詰　和彦	361-0078	埼玉県行田市中央13-10	048-556-3620
	林歯科医院	林　章一郎	362-0037	埼玉県上尾市上町1-2-26	048-774-2895
	やしろ歯科医院	矢代　享一	367-0051	埼玉県本庄市本庄1-3-2	0495-21-8846
	福島歯科	福島　利浩	367-0061	埼玉県本庄市小島1-4-5	0495-22-0055
	(医)悠水会　佐藤歯科クリニック	佐藤　正俊	369-0114	埼玉県北足立郡吹上町筑波1-4-1	048-549-0190
	坂本歯科医院	坂本　行雄	369-0306	埼玉県児玉郡上里町七本木2647-5	0495-33-8989
東京都	りょうきデンタルオフィス	領木　治良	102-0074	東京都千代田区九段南2-3-11 青葉ビル別館1F	03-5212-7301
	福井歯科医院	福井　雅之	103-0013	東京都中央区日本橋人形町3-7-14 セブンビル201	03-5640-4618
	(医)明徳会　福岡歯科統合医療研究所	福岡　博史	103-0025	東京都中央区日本橋茅場町1-8-3 郵船茅場町ビル3F	03-3662-0222
	(医)明徳会　福岡歯科郵船ビル院	西原　雅史	103-0025	東京都中央区日本橋茅場町1-8-3 郵船茅場町ビル3F	03-3664-1145
	さとうなおゆき歯科医院	佐藤　直之	104-0052	東京都中央区月島1-3-12 間瀬ビル2F	03-5547-8880
	山本歯科医院	山本　勇人	104-0061	東京都中央区銀座6-4-5 オリエントビル7F	03-3571-3305
	吉松歯科医院	吉松　宏泰	105-0001	東京都港区虎ノ門1-3-6-6F	03-3504-3120
	ホワイト歯科	早川　えり子	105-0004	東京都港区新橋5-25-5	03-3459-8306
	大西歯科医院	大西　祥文	105-0013	東京都港区浜松町2-4-12 モノレールビル1F	03-3432-1084
	六本木・コンディショニング	橋本　馨	106-0032	東京都港区六本木6-2-35 ハマ六本木ビル603	03-5474-2303
	高輪クリニック歯科	小原　真和	108-0074	東京都港区高輪3-25-20 京急第5ビル6階	03-3443-6633

東京都

アイ歯科	高橋　節子	111-0054　東京都台東区鳥越1-22-4-301	03-3866-5115
志賀歯科医院	志賀　泰昭	112-0013　東京都文京区音羽1-23-2	03-3941-5478
グリーン歯科医院	伊禮　祐子	113-0024　東京都文京区西片1-11-13-107	03-5800-3585
高橋歯科　矯正歯科	高橋　正光	120-0015　東京都足立区足立4-22-11	03-3840-3403
東武旭町歯科医院	沢瀬　一彦	120-0026　東京都足立区千住旭町4-10 ヨシウダビル2F・3F	03-3888-3971
(医)歯輝会　東武旭町歯科医院	沢瀬　一彦	120-0026　東京都足立区千住旭町4-10 ヨシウダビル2F・3F	03-3888-3971
川本歯科クリニック	川本　弘	121-0813　東京都足立区竹の塚5-6-9 川本ビル3F	03-5686-0118
髙野歯科医院	髙野　直久	121-0822　東京都足立区西竹の塚2-1-10 岡田ビル3F	03-3898-6480
コージ歯科	貝塚　浩二	124-0003　東京都葛飾区お花茶屋2-5-16	03-3601-7051
カワダ歯科	河田　成雄	125-0002　東京都葛飾区西亀有3-38-14	03-3690-0118
福田歯科医院	福田　徳治	125-0041　東京都葛飾区東金町3-1-5	03-3607-8046
酒井歯科医院	酒井　孝	131-0032　東京都墨田区東向島5-3-3	03-3611-5967
三協カイロプラクティクセンター	小田桐　修二	134-0088　東京都江戸川区西葛西6-16-7-301	03-5674-8820
なかはら歯科医院	中原　雅之	135-0001　東京都江東区毛利1-11-14	03-3633-9531
(医)裕正会　イースト21デンタルオフィス	渡部　憲裕	135-0016　東京都江東区東陽6-3-2イースト21タワー202	03-5632-3636
DENTALAND　たむら歯科	田村　聡	135-0047　東京都江東区富岡1-11-1	03-3630-6480
小泉歯科医院	小泉　信隆	136-0071　東京都江東区亀戸1-29-12	03-3681-9172
大島歯科医院	辻　康雄	136-0072　東京都江東区大島6-10-16	03-3681-8787
久保歯科医院	久保　秀二	136-0072　東京都江東区大島6丁目8-21	03-5626-2692
桂　歯科医院	畑中　理	136-0072　東京都江東区大島1-1-5 オフィスVIP大島1F	03-5836-8241
小原歯科	小原　真知	140-0004　東京都品川区南品川2-7-13 君島ビル2F	03-3471-1181
若林カイロプラクティクオフィス	若林　理市朗	140-0013　東京都品川区南大井1-3-12	03-3766-9991
清水歯科医院	清水　彰一	142-0041　東京都品川区戸越5-19-3	03-3781-6368
皆川歯科医院	皆川　淳	142-0043　東京都品川区二葉1-13-5	03-5702-5888
白田歯科クリニック	白田　和彦	142-0051　東京都品川区平塚2-18-12	03-3785-6471
とよつぐ歯科クリニック	島田　豊嗣	142-0051　東京都品川区平塚1-6-20-201	03-3788-0907
佐々木歯科医院	佐々木　康	142-0062　東京都品川区小山6-5-6 パレスハヤシ2F	03-3782-5705
(医)宮内歯科・クリニック	宮内　重幸	142-0064　東京都品川区旗の台2-7-5	03-3785-1184
山﨑歯科医院	山﨑　晃彦	143-0025　東京都大田区南馬込4-1-22	03-3771-4534
おおいで歯科医院	大井手　伸行	145-0064　東京都大田区上池台3-43-5	03-5754-0015
中村歯科医院	中村　好	145-0074　東京都大田区東嶺町44-9-201	03-3756-4181
さつき歯科医院	小林　五月	146-0094　東京都大田区東矢口2-6-10 ガーデンホーム多摩川Ⅲ-1F	03-3758-7028
(医)孝明会　原宿デンタルクリニック	渡邊　倫子	150-0001　東京都渋谷区神宮前6-29-3 原宿KYビル7F	03-5467-2784
松野矯正歯科クリニック	松野　修次	150-0002　東京都渋谷区渋谷1-9-8 宮益坂センスビル4F	03-3409-5543
伊達坂歯科医院	鈴木　洋一	150-0013　東京都渋谷区恵比寿3-4-3 第3東ビル1F	03-3444-8548
石河歯科医院	石河　信高	150-0013　東京都渋谷区恵比寿4-5-25 シャンボール恵比寿1F	03-5420-3900
節歯科クリニック	鮎瀬　英彦	150-0033　東京都渋谷区猿楽町9-2 レ・ミストラル代官山ビル2F	03-3496-1903
佐々木歯科医院	佐々木　高慶	150-0043　東京都渋谷区道玄坂2-11-3 スト・クビル道玄坂3F	03-3496-2688
ケンズ　デンタル　オフィス	原元　信貴	150-0043　東京都渋谷区道玄坂2-26-17	03-3780-5343
小野田歯科医院	小野田　繁	151-0071　東京都渋谷区本町4-15-9	03-3376-6534
岡歯科医院	岡　昌由記	151-0071　東京都渋谷区本町1-52-2 Kビル2F	03-5302-3700
南風歯科	佐藤　仁	152-0012　東京都目黒区洗足1-1-12	03-3710-1802
小野田歯科クリニック	小野田　守	153-0051　東京都目黒区上目黒1-19-5 小西ビル3F	03-3794-1374
よこや歯科	横矢　重忠	153-0061　東京都目黒区中目黒1-11-12-2F	03-3712-6480
スター薬局		154-0023　東京都世田谷区若林3-17-8 タカムラビル1F	03-3414-7796
こまい歯科	駒井　英人	157-0062　東京都世田谷区南烏山5-19-10	03-5315-1188
吉田歯科医院	吉田　タマミ	157-0067　東京都世田谷区喜多見9-12-8	03-3480-6480
川田歯科クリニック	川田　俊夫	158-0093　東京都世田谷区上野毛1-25-10	03-3701-0550

東京都	淀橋歯科医院	辻塚　智子	160-0023　東京都新宿区西新宿5-16-2	03-3372-0661
	おきとう矯正歯科	沖藤　寿彦	164-0001　東京都中野区中野5-66-4-3F	03-3389-8758
	エイジ歯科	兼本　英志	164-0001　東京都中野区中野2-11-5 吉田ビル2F	03-5341-3351
	山内歯科医院	山内　幸司	164-0003　東京都中野区東中野4-4-3	03-3361-0526
	杵渕歯科医院	杵渕　孝雄	164-0003　東京都中野区東中野1-50-2 オクト森ビル2F	03-5386-7191
	かくた歯科医院	角田　道彦	164-0012　東京都中野区本町4-30-26 第二藤尾ビル2F	03-3382-7139
	カクタ・トウト歯科医院	角田　真貴	168-0062　東京都杉並区方南2-12-16 トウトハウス2F	03-3316-0562
	チアキデンタルクリニック	中村　千晶	168-0064　東京都杉並区永福4-5-1 45KYOWA BLD.2F-A	03-5932-4618
	佐藤歯科クリニック	佐藤　和正	168-0072　東京都杉並区高井戸東4-10-30-106	03-3332-7575
	メトロポリタンデンタルクリニック	草間　一兵	170-0014　東京都豊島区西池袋1-11-1-1005	03-5954-1065
	目白歯科・矯正歯科医院	中島　真英	171-0031　東京都豊島区目白3-4-15 プラネット目白4F	03-3953-9000
	(医)一典会　飯田歯科医院	飯田　恩	173-0023　東京都板橋区大山町6-9 松本ビル2F	03-3955-6787
	おざわ歯科医院	小澤　俊文	176-0006　東京都練馬区栄町29-1 青山堂ビル2F	03-3992-8686
	かわな歯科医院	河奈　文彦	176-0012　東京都練馬区豊玉北6-4-5新谷ビル2F	03-3948-8251
	いくた歯科医院	生田　哲	177-0034　東京都練馬区富士見台2-33-6	03-3999-5888
	秋本歯科医院	秋本　清	180-0022　東京都武蔵野市境1-2-26	0422-55-4168
	第二秋本歯科医院	秋本　和宏	180-0023　東京都武蔵野市境南町2-10-5 第一秋本ビル1階	0422-32-3255
	角田歯科医院	角田　満	181-0013　東京都三鷹市下連雀4-9-1	0422-48-7575
	裕歯科医院	羽田　裕二	185-0002　東京都国分寺市泉町3丁目10-1	042-324-8812
	角田歯科医院	角田　正明	186-0002　東京都国立市東2-11-6	042-572-2687
	洋一歯科医院	平出　洋一	186-0004　東京都国立市中1-8-6 アイエスビル2F	042-580-4180
	ひろ歯科医院	西村　宏孝	187-0035　東京都小平市小川西町4-17-21 下田ビル2F	042-341-9388
	カツヌマ歯科医院	勝沼　正明	190-0001　東京都立川市若葉町1-23-24	042-534-1115
	矢島歯科医院	矢島　悟	190-0011　東京都立川市高松町3-13-14	042-522-4933
	山下矯正歯科	山下　道也	190-0012　東京都立川市曙町2-23-11清水ビル5F	042-522-4432
	きむら整骨院	木村　克彦	190-0021　東京都立川市羽衣町2-46-21	042-524-4155
	(医)利定会　大久野病院	進藤　晃	190-0181　東京都西多摩郡日の出町大久野6416	042-597-0873
	長谷川歯科医院	吉良　信史	190-1221　東京都西多摩郡瑞穂町箱根ヶ崎137	042-557-0079
	四宮歯科医院	四宮　博文	191-0022　東京都日野市新井731	042-594-1111
	黒澤歯科	黒澤　弘和	192-0041　東京都八王子市中野上町2-29-24	0426-26-8148
	こまき歯科クリニック	小巻　伊三務	194-0011　東京都町田市成瀬が丘2-23-1 ワコービル成瀬2F	042-799-0640
	秋広歯科医院	大澤　康男	196-0015　東京都昭島市昭和町1-14-18	042-544-9763
	高野歯科クリニック	高野　真	198-0036　東京都青梅市河辺町5-5-12	0428-21-4970
	エンゼル歯科クリニック	飯沼　かおり	202-0004　東京都西東京市保谷町3-22-7	0424-64-8744
	みずた歯科医院	水田　博幸	202-0023　東京都西東京市新町2-2-2	0422-36-1414
	柴山歯科医院	柴山　哲也	206-0801　東京都稲城市大丸988-6 稲城スカイコ-トビル3階	042-377-6479
	小池歯科医院	小池　剛	207-0014　東京都東大和市南街4-1-1	042-563-9100
	いちょう通り歯科	岩佐　俊夫	207-0014　東京都東大和市南街3-37-9	042-590-2121
	大川歯科医院	大川　延也	207-0015　東京都東大和市中央1-1131-11	042-565-2588
神奈川県	宮川歯科医院	宮川　譲次	211-0025　神奈川県川崎市中原区木月401	044-433-8598
	まつやま歯科医院	松山　知明	211-0051　神奈川県川崎市中原区宮内4-22-11	044-777-3110
	ラウムデンタルクリニック	田口　智彦	211-0053　神奈川県川崎市中原区上小田中5-2-5 1階	044-751-8217
	(医)幸和会　シオヤ歯科	塩谷　和則	212-0016　神奈川県川崎市幸区南幸町3-101 尻手幸ビル2F	044-555-3918
	河野歯科医院	河野　恒太	214-0014　神奈川県川崎市多摩区登戸2569 田中ひまわりビル201	044-911-4318
	石塚歯科医院	石塚　冬樹	214-0038　神奈川県川崎市多摩区生田6-5-3保田ビル1F	044-955-9070
	(医)福増矯正歯科	福増　一浩	221-0065　神奈川県横浜市神奈川区白楽1-1 フローリッシュ東白楽2F	045-423-2288
	西菅田歯科医院	栗家　匡	221-0864　神奈川県横浜市神奈川区菅田町488 西菅田団地4-3-101	045-472-7715
	あるが歯科クリニック	有賀　進	221-0864　神奈川県横浜市神奈川区菅田町1508	045-473-6186

神奈川県	山本歯科医院	山本　透	223-0056	神奈川県横浜市港北区新吉田町5595	045-591-7393
	おきくら歯科医院	沖倉　喜彰	223-0062	神奈川県横浜市港北区日吉本町3-33-14 第8マルシンビル2F	045-564-1182
	中川駅前歯科クリニック	二宮　威重	224-0001	神奈川県横浜市都筑区中川1-10-2中川 センタービル3F	045-910-2277
	(医)桑名歯科医院	桑名　俊二	225-0002	神奈川県横浜市青葉区美しが丘4-6-32	045-902-0648
	岩井歯科医院	岩井　達生	225-0024	神奈川県横浜市青葉区市ケ尾町1627-1 エミネンス市ケ尾1F	045-974-7899
	がくえん歯科	桜田　博昭	227-0036	神奈川県横浜市青葉区奈良町1670-221	045-962-4184
	レオ歯科医院	赤羽　秀哉	228-0001	神奈川県座間市相模が丘4-26-7	046-252-0323
	(医)むとう歯科医院	武藤　昇	228-0011	神奈川県座間市相武台2-119 フレグランス相武台113	046-257-8201
	サン歯科クリニック	三好　光平	229-1123	神奈川県相模原市上溝2179-4-105	042-763-8118
	小松原歯科医院	小松原　洋子	230-0011	神奈川県横浜市鶴見区上末吉5丁目11-22	045-575-6300
	北詰歯科医院	北詰　豊	234-0051	神奈川県横浜市港南区日野8-4-15	045-841-0118
	永島歯科医院	永島　賢一	234-0053	神奈川県横浜市港南区日野中央3-1-1	045-835-0888
	福島デンタルオフィス	福島　将人	237-0064	神奈川県横須賀市追浜町3-2 ナスカクリニックビル5F	046-869-4382
	(医)広伸会　栄町歯科診療所	坂ノ上　富男	238-0031	神奈川県横須賀市衣笠栄町1-70-129	046-851-5186
	大石歯科医院	大石　堯史	241-0814	神奈川県横浜市旭区中沢3-1-1	045-362-2662
	大竹歯科医院	大竹　直之	241-0826	神奈川県横浜市旭区東希望が丘101-13 山庄ビル2F	045-363-4554
	石塚歯科医院	石塚　義彰	242-0005	神奈川県大和市西鶴間1-3-2 曽根ビル2F	046-275-8241
	いたさか歯科医院	板阪　清明	242-0006	神奈川県大和市南林間7-25-8 日荷倉庫本社ビル2FA	046-277-6488
	山口歯科医院	山口　靖博	243-0018	神奈川県厚木市中町3-12-4	046-224-0557
	TKデンタルクリニック	金光　貴俊	243-0035	神奈川県厚木市愛甲944-3 モロホシビル1F	046-2438-8928
	花上歯科医院	花上　弘昭	243-0203	神奈川県厚木市下荻野1118-6	046-241-1158
	グリーン歯科医院	大橋　真龍	243-0212	神奈川県厚木市及川2-3-10	046-242-0234
	クリケ歯科クリニック	栗家　洋	244-0002	神奈川県横浜市戸塚区矢部町1205	045-871-7711
	ほしの歯科	星野　紳二郎	247-0013	神奈川県横浜市栄区上郷町49-5	045-896-0143
	手広デンタルクリニック	島村　泰行	248-0036	神奈川県鎌倉市手広1615-4	0467-32-9990
	西本歯科医院	西本　幸仁	250-0872	神奈川県小田原市中里285-10	0465-48-8103
	むくなし歯科医院	椋梨　兼彰	251-0032	神奈川県藤沢市片瀬4-17-15	0466-50-6974
	さがら矯正小児歯科	相良　長孝	251-0047	神奈川県藤沢市辻堂2-9-6 国信ビル2F	0466-33-7101
	茅ヶ崎デンタルケア　沢田歯科	澤田　陽	253-0028	神奈川県茅ケ崎市出口町7-85	0467-59-4710
	南湖歯科クリニック	佐々木　泰介	253-0061	神奈川県茅ケ崎市南湖4-4-5-103	0467-82-1182
	つゆき歯科クリニック	露木　弘幸	254-0075	神奈川県平塚市中原2-1-6	0463-35-2888
	船越歯科医院	船越　鉄也	254-0902	神奈川県平塚市徳延757-1-201	0463-33-8210
	(医)高橋歯科医院	高橋　捷治	257-0035	神奈川県秦野市本町2-9-16	0463-82-1221
	おおの歯科医院	大野　茂	259-1205	神奈川県平塚市土屋161-3	0463-58-1181
新潟県	(医)愛永会永野歯科・矯正歯科医院	永野　正司	941-0068	新潟県糸魚川市本町10-1	0255-52-1259
	(医)北沢歯科医院	北澤　智昭	945-0821	新潟県柏崎市幸町1-7	0257-22-6231
	城山歯科	大貫　敏春	950-0137	新潟県中蒲原郡亀田町城山1-2-74	025-381-5050
	竹内歯科クリニック	竹内　祐一	950-0212	新潟県中蒲原郡横越町茜ヶ丘7-1	025-385-5016
	あゆみ歯科医院	高橋　弘直	950-2022	新潟県新潟市小針5丁目8番15号	025-265-1466
	メイプル歯科クリニック	両角　浩至	950-2024	新潟県新潟市坂井村上791-2	025-264-1345
	こだま歯科医院	児玉　信彦	952-1209	新潟県佐渡郡金井町千種丙207-8	0259-63-4501
	土田歯科・矯正歯科医院	土田泰明・玲子	955-0842	新潟県三条市島田2-7-1	0256-32-1182
長野県	小池歯科医院	小池　文一	380-0948	長野県長野市差出南1-6-1	026-224-1482
	後藤歯科医院	後藤　恵実留	380-0958	長野県長野市伊勢宮1丁目22番29号	026-228-6055
	さわぐち歯科医院	澤口　通洋	381-0083	長野県長野市西三才2249-1	026-296-7777
	河原歯科医院	河原　優一郎	381-0084	長野県長野市若槻東条902-1	026-295-6644
	(医)歯徳会　光希歯科医院	永井　光希子	382-0052	長野県須坂市塩川町2553-2	026-248-6400
	八ヶ岳歯科	天川　丹	384-1305	長野県南佐久郡南牧村野辺山306-29	0267-98-3380

長野県	(医)宮澤歯科医院	宮澤　潔	384-2204　長野県北佐久郡望月町協和2541-2	0267-53-2515
	雫田歯科医院	雫田　和成	385-0022　長野県佐久市大字岩村田1174-2	0267-68-2100
	滝之入歯科医院	滝之入　洋	386-0407　長野県小県郡丸子町長瀬2877-5	0268-36-3366
	おぎくぼ歯科医院	荻久保　常顕	389-0515　長野県東御市常田314-3	0268-64-3660
	(医)平沼歯科医院	平沼　光守	390-0806　長野県松本市女鳥羽2-1-3	0263-34-3111
	岩原歯科医院	岩原　謙三	390-0815　長野県松本市深志2-2-5	0263-38-7730
	ロッキー歯科医院	中根　領	392-0015　長野県諏訪市中洲3612-4	0266-58-3310
	根橋歯科医院	根橋　二郎	392-0024　長野県諏訪市小和田6ノ19	0266-52-1562
	西島歯科医院	西島　明	395-1101　長野県下伊那郡喬木村869番地	0265-33-3118
	なかじま歯科医院	中島　潤子	399-7402　長野県東筑摩郡四賀村会田668-1	0263-64-1182
山梨県	湯村歯科医院	佐藤　菊香	400-0073　山梨県甲府市湯村3-1-1 ニューコーポ湯村1F	055-251-3139
	あいざわ歯科クリニック	相澤　八大	400-0836　山梨県甲府市小瀬町1143-3	055-242-2118
静岡県	シラカベ歯科医院	白壁　浩之	410-0863　静岡県沼津市下一丁田889-7	055-952-3333
	鈴木歯科医院	鈴木　重光	410-1127　静岡県裾野市平松624-2	0559-93-5151
	みと歯科	三戸　幹夫	413-0011　静岡県熱海市田原本町9-1 熱海第一ビル3F	0557-85-7000
	愛歯科原田診療所	原田　博己	413-0011　静岡県熱海市田原本町9-1 第一ビル6F	0557-85-8020
	若月歯科医院	若月　信彦	416-0915　静岡県富士市富士町7-13 ひかりビル2F	0545-64-3875
	よしの歯科医院	吉野　将一郎	417-0045　静岡県富士市錦町1-15-25	0545-57-1188
	斉藤歯科医院	斉藤　鉄也	417-0051　静岡県富士市吉原4-7-19	0545-53-1116
	鈴木ファミリー歯科	鈴木　貴夫	418-0022　静岡県富士宮市小泉1118-1	0544-26-5675
	さくらい歯科医院	櫻井　英利	419-0125　静岡県田方郡函南町肥田60	055-979-8615
	秋庭歯科医院	秋庭　裕	421-3306　静岡県庵原郡富士川町中之郷1229-2	0545-81-0121
	増田カイロプラクテックセンター	増田　裕	422-8005　静岡県静岡市池田553 GSビル1F	054-267-7166
	大石歯科医院	大石　康雄	424-0052　静岡県静岡市清水北脇196-9	0543-45-8565
	凌雲堂矯正歯科医院	鈴木　善雄	430-0944　静岡県浜松市田町224-8 三晃田町ビル2F	053-456-7123
	冨安歯科医院	冨安　誠	433-8108　静岡県浜松市根洗町428-1	053-437-2165
	小野田歯科医院	小野田　好宏	436-0052　静岡県掛川市柳町58-2	0537-22-2406
	かわべ歯科	川邉　研次	439-0019　静岡県小笠郡菊川町半済1118	0537-36-1220
愛知県	加藤歯科医院	加藤　浩典	441-1231　愛知県宝飯郡一宮町一宮栄15	0533-93-5131
	すぎうら歯科	杉浦　英利	441-8011　愛知県豊橋市菰口町5-15-1	0532-33-3171
	カイロプラクティック　諏訪西療術院	萩原　康弘	442-0069　愛知県豊川市諏訪西町2-200	0533-83-3757
	堀歯科	堀　賢治	444-0840　愛知県岡崎市戸崎町字牛転10-53	0564-54-5151
	野村歯科医院	野村　繁雄	444-1155　愛知県安城市堀内町彨谷71	0566-99-2311
	なかた歯科	仲田　憲司	452-0801　愛知県名古屋市西区清里町119	052-503-5630
	吉田歯科医院	吉田　孝重	453-0015　愛知県名古屋市中村区椿町1-34	052-451-8082
	林歯科医院	林　秀直	453-0856　愛知県名古屋市中村区並木2-312	052-412-2001
	助光デンタルクリニック	桂山　龍彦	454-0947　愛知県名古屋市中川区助光2-906	052-303-4180
	せんのんじ小児歯科	荻田　美紗子	454-0972　愛知県名古屋市中川区富田町大字新家字深坪452-4	052-439-0500
	みどり歯科医院	神谷　省吾	459-8001　愛知県名古屋市緑区大高町鷲津140	052-623-0020
	澤歯科医院	澤　國生	460-0002　愛知県名古屋市中区丸の内2-20-19 名古屋東京海上ビル4F	052-231-8038
	浅見矯正歯科クリニック	浅見　勲	460-0003　愛知県名古屋市中区錦3-6-34 太陽生命名古屋ビル4F	052-951-3300
	大山矯正歯科	大山　照彦	460-0008　愛知県名古屋市中区栄5-16-14 新東陽ビル2F	052-251-3332
	カワイ歯科	河合　輝久	460-0008　愛知県名古屋市中区栄4丁目6-15 あおば生命ビル3F	052-262-2919
	宮田歯科医院	宮田　宗	462-0023　愛知県名古屋市北区安井2-3-16	052-912-8148
	(医)応世会　予防歯科室「皓」	清水　武藤	462-0035　愛知県名古屋市北区大野町3-27-3 大野歯科医院	052-912-8888
	松田矯正歯科	松田　征雄	466-0027　愛知県名古屋市昭和区阿由知通4-5 シェブランシュ2F	052-853-3580
	オオヤ歯科医院	大矢　浩登	467-0064　愛知県名古屋市瑞穂区弥富通4-15	052-861-0677
	桜山矯正歯科	木村　鉄生	467-0806　愛知県名古屋市瑞穂区瑞穂通1-4-2A	052-842-2100

愛知県	(医)応世会　青山歯科室	青山　淳一	470-0113	愛知県日進市栄1丁目1101 シャリオン日進3F	0561-74-0006
	言語聴覚センター　とよあけ	久納　俊雄	470-1123	愛知県豊明市西川町笹原21-2 笹原ビル1F	0562-95-2133
	筒井歯科医院	筒井　啓介	470-2521	愛知県知多郡武豊町東大高浦の島34-1	0569-72-6480
	服部矯正・小児歯科	服部　基一	471-0034	愛知県豊田市小坂本町1-14-3 ミウラビル2F	0565-34-3456
	杉浦歯科医院	杉浦　正人	472-0032	愛知県知立市中山町中山12	0566-81-1111
	杉山歯科医院	杉山　凱彦	477-0037	愛知県東海市高横須賀町西岨17-3	0562-32-2436
	青木歯科医院	青木　義忠	480-0102	愛知県丹羽郡扶桑町大字高雄字定松35-2	0587-93-3388
	大藪歯科医院	大藪　雅章	480-0103	愛知県丹羽郡扶桑町斉藤19-1	0587-93-8118
	西春歯科平岩診療室	平岩　慎次	481-0004	愛知県西春日井郡師勝町鹿田3494 平岩ビル	0568-23-9511
	(医)康樹会はまじま歯科クリニック	浜島　悟	482-0002	愛知県岩倉市大市場町郷前286-5	0587-37-0030
	阿部歯科医院	阿部　正俊	484-0081	愛知県犬山市大字犬山字下時迫間12-1	0568-62-7818
	前多歯科医院	前多　實	486-0842	愛知県春日井市六軒屋町6-8	0568-84-2206
	米倉歯科	米倉　幹雄	486-0945	愛知県春日井市勝川町3-1	0568-34-6161
	(医)にわ歯科	丹羽　一仁	487-0011	愛知県春日井市中央台7-8-17	0568-92-1023
	三好歯科医院	三好　慶美	487-0034	愛知県春日井市白山町8-8-3	0568-51-8210
	はせがわ歯科医院	長谷川　千尋	490-1107	愛知県海部郡甚目寺町大字森字下田室58-1	052-441-1423
	文京歯科医院	浅井　広勝	491-0041	愛知県一宮市文京2-8-8	0586-72-1118
	ハヤシ歯科クリニック	林　憲司	491-0052	愛知県一宮市今伊勢町新神戸郷前29-2	0586-46-2218
	しばた歯科	柴田　祐一	491-0101	愛知県一宮市浅井町尾関字上川田62-2	0586-78-8041
	宇佐見歯科医院	宇佐見　弘道	496-0001	愛知県津島市青塚町三ツ屋96	0567-28-7280
岐阜県	宮本矯正歯科	宮本　正年	500-8233	岐阜県岐阜市蔵前5-19-4	058-246-6322
	(医)早野歯科医院	早野　泰弘	503-0034	岐阜県大垣市荒尾町1813-25	0584-91-2468
	桜桃歯科	上田　裕康	504-0927	岐阜県各務原市上戸町1-1	0583-71-8855
	(医)河上歯科医院	河上　賢治	506-0831	岐阜県高山市吹屋町81-2	0577-33-8148
三重県	かなや歯科医院	田中　明	510-0086	三重県四日市市諏訪栄町21-3	0593-54-3678
	かたやま歯科	片山　博道	510-8015	三重県四日市市松原町34-10	0593-66-0500
	(医)皐瑛会　さいとう歯科	斎藤　誠潤	510-8027	三重県四日市市茂福108-1	0593-66-1188
	おぎた小児歯科	荻田　修二	511-0811	三重県桑名市大字東方字市之縄103-3	0594-23-3588
	津丸ノ内ビル亀井歯科医院	亀井　元彦	514-0033	三重県津市丸之内9-18	059-227-5673
	うえばやし歯科医院	上林　肇	515-0205	三重県松坂市豊原町24-5	0598-28-5518
	右京歯科	右京　博巳	516-0007	三重県伊勢市小木町492-1 アークフジ2F	0596-36-5677
	(医)なかの歯科	中野　稔也	516-0014	三重県伊勢市楠部町458-1	0596-23-6480
	福森歯科クリニック	福森　暁	518-0615	三重県名張市中村2339-2	0595-65-4182
	東山歯科医院	東山　秀敏	519-0505	三重県度会郡小俣町本町90	0596-24-9500
	わたなべ歯科医院	渡辺　克仁	519-3406	三重県北牟婁郡海山町大字相賀2074番地	0597-32-0133
石川県	中山セントラル歯科	中川　茂樹	920-0902	石川県金沢市尾張町1-10-13	076-222-8201
	北崎歯科医院	北崎　裕二	921-8155	石川県金沢市高尾台2-204	076-298-2222
	しみず歯科医院	清水　良一	926-0031	石川県七尾市古府町た8-1	0767-52-7655
	矢間デンタルクリニック	矢間　秀樹	928-0001	石川県輪島市河井町13-125	0768-22-9355
富山県	しのぶ歯科医院	小林　祐之	930-0038	富山県富山市緑町1-1-1	076-422-4455
	杉江歯科医院	杉江　玄嗣	930-0062	富山県富山市西町10-1	076-425-8548
	大菅歯科医院	大菅　明	939-0742	富山県下新川郡朝日町沼保1200-3	0765-82-0204
	二杉歯科医院	吉田　徹	939-2256	富山県上新川郡大沢野町上二杉616	076-467-0051
滋賀県	つかだ矯正・小児歯科クリニック	塚田　祥之	520-2141	滋賀県大津市大江2-12-31	077-544-4020
	小林歯科医院	小林　三男	520-2331	滋賀県野洲郡野洲町大字小篠原1143	077-587-3001
	小川歯科医院	小川　勝弘	521-1221	滋賀県神崎郡能登川町垣見719	0748-42-2130
	岡村歯科診療所	岡村　貞一	524-0037	滋賀県守山市梅田町4-31	077-583-8008
	ごとう歯科医院	後藤　諦	524-0102	滋賀県守山市水保町2221-5	077-585-4332

滋賀県	松本歯科医院	松本　秀規	529-0232	滋賀県伊香郡高月町落川19-1	0749-85-4878
京都府	小佐一歯科診療所	小佐一　晴夫	603-8054	京都府京都市北区上賀茂桜井町105 森田ビル2F	075-721-5511
	ほりべ歯科クリニック	堀部　尊人	603-8828	京都府京都市北区西賀茂大栗町11 パレス西賀1F	075-491-2332
	クシモト矯正歯科	串本　一男	604-8155	京都府京都市中京区錦小路通烏丸西入占出山町311 アニマート錦3F	075-212-8994
	米田歯科医院	米田　正彦	610-0343	京都府京田辺市大住字大欠7-11	07746-3-6746
	キシワダ歯科クリニック	岸和田　惟明	612-8083	京都府京都市伏見区京町3丁目171	075-622-0418
	キシワダ歯科向島医院	岸和田　惟明	612-8141	京都府京都市伏見区向島二ノ丸町151-3	075-622-3458
	可知歯科医院	可知　直紀	615-8085	京都府京都市西京区桂千代原町35-10	075-394-0018
	澤田歯科医院	澤田　卓男	615-8111	京都府京都市西京区川島松園町33	075-381-0747
	芦田歯科医院	芦田　完	620-0857	京都府福知山市字土師81	0773-27-5025
奈良県	久保田歯科医院	久保田　和之	630-0213	奈良県生駒市東生駒1丁目61-2 大手ビル2F	0743-74-9050
	吉井歯科医院	吉井　通裕	634-0078	奈良県橿原市八木町3-2-11	0744-22-2317
	松川矯正歯科	松川　公洋	634-0804	奈良県橿原市内膳町5丁目3-31 ふじビル4F	0744-25-4541
	東谷歯科医院	東谷　善弘	636-0073	奈良県北葛城郡河合町広瀬台3-11-11	0745-72-6886
	かつらぎ歯科医院	平川　陽基	639-0215	奈良県北葛城郡上牧町葛城台1-2-3	0745-71-8288
	たかさき歯科医院	高崎　真一	639-0226	奈良県香芝市五位堂3-455	0745-77-8004
	柳原歯科	柳原　一晃	639-0265	奈良県香芝市上中833-3	0745-77-1124
和歌山県	グリーン歯科	山西　章仁	640-0112	和歌山県和歌山市西庄86-5	073-480-4428
	吉村歯科医院	吉村　義孝	640-0415	和歌山県那賀郡貴志川町長原248-8	0736-64-8111
	山田歯科	山田　博明	642-0001	和歌山県海南市船尾186-56	073-482-0093
	ながたに歯科	長谷　普作	643-0004	和歌山県有田郡湯浅町湯浅1456-7	0737-63-4182
	青木歯科医院	青木　隆典	649-6246	和歌山県那賀郡岩出町吉田257-1	0736-61-0889
大阪府	大塚歯科医院	大塚　俊裕	530-0001	大阪府大阪市北区梅田1-1-3-1800 大阪駅前第3ビル18階	06-6344-6480
	(医)友歯会　富国ビル歯科診療所	石井　和雄	530-0018	大阪府大阪市北区小松原町2−4 富国生命ビル8F	06-6313-2237
	松井歯科	松井　志郎	530-0056	大阪府大阪市北区兎我野町5-9 梅田UKビル1F	06-6361-8114
	(医)松歯会　OAP　松本歯科	松本　秀樹	530-6012	大阪府大阪市北区天満橋1丁目8番30号 OAPタワー12F	06-6356-4181
	(医)松歯会　松本歯科医院	松本　秀樹	531-0041	大阪府大阪市北区天神橋7丁目2番7号	06-6351-0801
	吉村歯科医院	吉村　禎浩	532-0028	大阪府大阪市淀川区十三元今里2-19-9	06-6306-2113
	近藤歯科医院	近藤　三千雄	532-0033	大阪府大阪市淀川区新高6-5-21	06-6395-1543
	とうじ歯科医院	田路　雅彦	533-0013	大阪府大阪市東淀川区豊里7丁目19-4 サンライズ御瑞宝2F	06-6325-0205
	堀歯科医院	堀　浩樹	533-0033	大阪府大阪市東淀川区東中島6-1-8	06-6328-6419
	森永歯科クリニック	森永　昌義	534-0014	大阪府大阪市都島区都島北通1-19-2	06-6925-6400
	あいはら歯科　矯正歯科	相原　克偉	534-0016	大阪府大阪市都島区友渕町3-1-1-3	06-6921-2728
	いし川デンタルクリニック	石川　嘉三	537-0024	大阪府大阪市東成区東小橋3-14-31 鶴橋ライフビル5F	06-6974-4118
	みぞぐち歯科医院	溝口　克之	538-0031	大阪府大阪市鶴見区茨田大宮3-16-8	06-6915-6480
	いやま歯科医院	井山　友喜	538-0041	大阪府大阪市鶴見区今津北4-9-18	06-6968-7815
	西川歯科	西川　和章	541-0048	大阪府大阪市中央区瓦町4-3-2	06-6222-0558
	林歯科/ハヤシデンタルオフィス	林　毅	542-0081	大阪府大阪市中央区南船場3-11-24 日本信販御堂筋ビル3F	06-6281-5262
	はしもと矯正歯科クリニック	橋本　浩史	543-0002	大阪府大阪市天王寺区上汐3-1-25 モリビル2F	06-6773-6511
	岡田歯科医院	岡田　弘二	545-0011	大阪府大阪市阿倍野区昭和町4-6-10	06-4399-3777
	いえさき歯科医院	家崎　勝生	545-0021	大阪府大阪市阿倍野区阪南町5-10-2 ミヤマビル2F	06-6624-4500
	じょうだい歯科医院	上代　久夫	545-0032	大阪府大阪市阿倍野区晴明通11-7	06-6655-5525
	なかきた歯科医院	中北　清吾	550-0014	大阪府大阪市西区北堀江1-20-13 ファースト興産ビル501	06-6538-8686
	丹田歯科医院	丹田　博己	552-0004	大阪府大阪市港区夕凪1丁目17-9	06-6571-2313
	越智歯科医院	越智　亨	552-0015	大阪府大阪市港区池島1-3-1	06-6574-7208
	もとはら歯科クリニック	森川　麗子	557-0052	大阪府大阪市西成区潮路1-3-4	06-6651-7271
	梅山歯科医院	梅山　英樹	558-0014	大阪府大阪市住吉区我孫子3-8-17	06-6691-3403
	やすだ歯科クリニック	安田　耕	558-0041	大阪府大阪市住吉区南住吉4-15-17 住吉グリ-ンビル1F	06-4700-8000

大阪府	ひまわり歯科クリニック	今村　隆一	559-0007　大阪府大阪市住之江区粉浜西 1-4-3 エバーグリーン住吉106	06-6676-4618
	池澤歯科クリニック	池澤　高志	560-0013　大阪府豊中市上野東2-1-1 上野一番館2F	06-6850-8020
	早田歯科医院	早田　倫久	560-0021　大阪府豊中市本町4-2-52-101	06-6843-4618
	伊東歯科医院	伊東　正史	560-0052　大阪府豊中市春日町1-12-17 司園芸貿易ビル2F	06-6853-3965
	木田歯科	木田　保男	562-0003　大阪府箕面市西小路3丁目1－9　大貫ビル3F	0727-21-1565
	久保歯科医院	久保　隆夫	562-0023　大阪府箕面市粟生間谷西2丁目6番5-101号	072-729-0034
	亀山歯科医院	亀山　周郎	563-0029　大阪府池田市五月丘1-10-50	072-751-0419
	つきたに歯科医院	築谷　康二	565-0821　大阪府吹田市山田東4-14-3 プリマベーラA棟1F	06-6877-4182
	中野歯科医院	中野　秀樹	566-0011　大阪府摂津市千里丘東2丁目9番7号	072-625-8517
	朝倉歯科医院	朝倉　勉	567-0046　大阪府茨木市南春日丘1-1-19	072-625-2001
	上原歯科医院	上原　和子	567-0828　大阪府茨木市舟木町8－27	0726-32-1616
	(医)やわらぎ会　ノダ歯科	野田　和幹	567-0831　大阪府茨木市鮎川2-32-25 アライブ21-107号	072-635-4108
	朝田歯科医院	朝田　浩司	567-0895　大阪府茨木市玉櫛2-29-20-105	0726-32-8841
	坂井歯科医院	坂井　秀明	572-0084　大阪府寝屋川市香里南之町 16-15 JAビル3F	072-834-6480
	いまなか歯科	今中　章太郎	573-1146　大阪府枚方市牧野阪2丁目3-19-102	072-857-6919
	石原歯科・矯正歯科	石原　健也	573-1149　大阪府枚方市牧野北町7-4	072-855-8111
	さかた歯科医院	坂田　剛一	576-0041　大阪府交野市私部西2-1-1 サンメッセ交野1F	072-892-8148
	鈴木歯科医院	鈴木　康之	577-0054　大阪府東大阪市高井田元町2-10-14	06-6781-8241
	なんごうや歯科医院	南郷谷　修	577-0805　大阪府東大阪市宝持3-4-2	0120-648-234
	杉山歯科医院	杉山　正美	577-0807　大阪府東大阪市菱屋西5-4-3	06-6788-0780
	中原歯科医院	中原　將夫	578-0941　大阪府東大阪市岩田町4-17-12	0729-61-0120
	(医)筒井淳歯科クリニック	筒井　淳	581-0032　大阪府八尾市弓削町1丁目86	0729-48-5588
	岡田歯科クリニック	岡田　永三	581-0868　大阪府八尾市西山本町1-6-6	0729-25-1888
	辻野歯科医院	辻野　宏	582-0008　大阪府柏原市古町3丁目2-3	0729-71-3067
	(医)みやび歯科医院	山本　雅也	584-0082　大阪府富田林市向陽台1-3-16	0721-29-2788
	ふくしげ歯科	福重　真佐子	586-0001　大阪府河内長野市木戸1-36-6	0721-52-1100
	(医)仁泉会　近藤歯科医院	近藤　保麿	586-0043　大阪府河内長野市清見台5丁目10-1	0721-63-5277
	センヤ歯科医院	泉谷　昌克	590-0138　大阪府堺市鴨谷台2-1-5 サンピア2番館2F	072-295-7175
	阪田歯科医院	阪田　昌英	590-0820　大阪府堺市高砂町2547-1	072-241-2450
	(医)センヤ歯科医院	泉谷　祐紀員	590-0952　大阪府堺市市之町東2丁目1-20	072-221-2008
	平野歯科医院	平野　権栄	590-0961　大阪府堺市寺地町西2-2-14	072-232-6453
	(医)仲西歯科医院	仲西　健豊	592-0003　大阪府高石市東羽衣3-2-20	072-261-1321
	(医)秀元会　辻野歯科医院	辻野　元博	592-0003　大阪府高石市東羽衣5-14-16	072-265-8211
	松尾歯科医院	松尾　孝人	594-0071　大阪府和泉市府中町2-1-7	0725-41-2220
	堰口歯科医院	堰口　義正	594-1105　大阪府和泉市のぞみ野1-3-22	0725-55-3377
	なかむら歯科	中村　光宏	594-1116　大阪府和泉市納花町232-1	0725-55-0141
	小西デンタルクリニック	小西　康三	595-0021　大阪府泉大津市東豊中町1丁目8-7	072-543-8055
	黒田歯科医院	黒田　収平	595-0065　大阪府泉大津市若宮町6-3	0725-32-3752
	山下歯科クリニック	山下　武弘	596-0048　大阪府岸和田市上野町西4-10	0724-32-0118
	谷口歯科	谷口　馨	596-0823　大阪府岸和田市下松町908-3 下松メディカルビル2F	0724-28-8288
	小北歯科医院	小北　雅史	598-0034　大阪府泉佐野市長滝847-5	0724-66-4108
	木本歯科医院	木本　吉哉	599-8241　大阪府堺市福田464-1	072-237-1188
	もりた歯科	森田　幹啓	618-0014　大阪府三島郡島本町水無瀬2丁目2-6	075-962-1958
兵庫県	山之内矯正歯科クリニック	山之内　哲治	651-0085　兵庫県神戸市中央区八幡通4丁目2番18号-8F	078-230-8800
	長瀬歯科医院	長瀬　良平	651-0087　兵庫県神戸市中央区御幸通3-1-11 みゆきハイム201号	078-261-9494
	岩田歯科医院	岩田　邦男	651-1352　兵庫県神戸市北区八多町下小名田634-4	078-952-0855
	いぶき山田歯科医院	山田　潔	651-2242　兵庫県神戸市西区井吹東町4-20-9	078-996-9990
	幸田歯科医院	幸田　洋一	651-2273　兵庫県神戸市西区糀台4-7-5	078-991-1655

兵庫県	夏川歯科医院	夏川　泰男	652-0041	兵庫県神戸市兵庫区湊川町4丁目8-14-2F	078-511-1856
	(医)しみず歯科	清水　浩明	652-0046	兵庫県神戸市兵庫区上沢通7-1-9	078-531-8211
	ながたに歯科クリニック	中谷　昌弘	652-0898	兵庫県神戸市兵庫区駅前通1-32-1 アルパビル3･4F	078-577-2100
	(医)神戸歯科	大畑　元敬	653-0835	兵庫県神戸市長田区細田町6-1-20-2F	078-641-0118
	久野歯科医院	久野　元生	653-0836	兵庫県神戸市長田区神楽町6-3-15 日進ビル2F	078-611-7871
	幸田歯科医院	幸田　秀樹	654-0022	兵庫県神戸市須磨区大黒町3丁目1-1 シーガルパレス板宿2F	078-733-1151
	もとし歯科クリニック	岡持　元志	654-0151	兵庫県神戸市須磨区北落合1-1-4シラカワコーポレーションビル2F	078-794-4182
	こいずみ歯科医院	小泉　尚司	658-0081	兵庫県神戸市東灘区田中町1丁目14-23 ハイツ本山103号	078-436-1180
	南林歯科クリニック	南林　繁良	661-0045	兵庫県尼崎市武庫豊町3-9-11 甲陽センター2F	06-6433-7248
	かめい矯正･小児歯科クリニック	亀井　有太郎	661-0953	兵庫県尼崎市東園田町5-40-6	06-6491-8815
	大塚歯科医院	大塚　壹章	662-0874	兵庫県西宮市六軒町11-14	0798-74-4016
	歯科益井医院	益井　重文	663-8015	兵庫県西宮市野間町1-10-101	0798-64-5406
	西口歯科クリニック	西口　聡	664-0851	兵庫県伊丹市中央1-9-11 池信第2ビル1F	072-778-5055
	しまだデンタルクリニック	島田　豊実	665-0005	兵庫県宝塚市武庫山1-1-25	0797-73-3993
	(医)とくなが小児歯科クリニック	徳永　順一郎	666-0016	兵庫県川西市中央町3-3 中央ビル4F	072-758-8264
	さきた歯科	先田　寛志	666-0105	兵庫県川西市見野2-36-11 YKビル2F	0727-94-3182
	つだ歯科医院	津田　賢治	672-8091	兵庫県姫路市飾磨区英賀保駅前町48番地	0792-30-6655
	緒方歯科医院	緒方　貴美博	673-0033	兵庫県明石市林崎町1-1-28	078-925-3337
	たんけゆうこ歯科医院	丹家　祐子	673-0898	兵庫県明石市樽屋町5-20-201	078-911-2233
	(医)藤田歯科医院	藤田　恭平	674-0092	兵庫県明石市二見町東二見1331-7	078-942-0482
	岡野歯科医院	岡野　忠浩	675-1112	兵庫県加古郡稲美町六分一1178-755	0794-92-6767
岡山県	なんば歯科医院	難波　一司	700-0013	岡山県岡山市伊福町3-20-9	086-254-2261
	徳田矯正歯科医院	徳田　信春	700-0826	岡山県岡山市磨屋町10-20 磨屋町ビル8F	086-231-2004
	片山歯科医院	片山　博昭	700-0945	岡山県岡山市新保216	086-243-8929
	(医)緑風会　ハロー歯科	滝川　雅之	701-0204	岡山県岡山市大福369-8	086-282-0086
	高松ファミリー歯科	山澤　弘智	701-1352	岡山県岡山市小山108-1 MSビル2F	086-287-8841
	坂本歯科医院	坂本　宏充	701-2223	岡山県赤磐郡赤坂町東窪田89-4	0869-57-2344
	(医)毛利歯科医院	毛利　行雄	702-8006	岡山県岡山市藤崎402-2	086-277-1182
	(医)華光会はなふさ歯科医院	華房　英樹	702-8026	岡山県岡山市浦安本町73-6	086-265-7007
	(医)高島歯科医院	田中　正義	703-8241	岡山県岡山市高島新屋敷395-10	086-275-1028
	にし歯科クリニック	西　圭	703-8293	岡山県岡山市小橋町2-3-5	086-270-1180
	きたじま歯科医院	喜多嶋　洋史	704-8116	岡山県岡山市西大寺中3-16-23	086-944-8099
	三宅歯科医院	三宅　元記	706-0012	岡山県玉野市玉2-12-23	0863-21-3210
	奥歯科診療所	奥　信子	708-0881	岡山県津山市南町1-87-3	0868-22-4915
	(医)おがた歯科クリニック	緒方　憲一郎	710-0831	岡山県倉敷市田ノ上938-3	086-430-0633
	米田歯科医院	米田　典行	712-8032	岡山県倉敷市北畝5-17-47	0864-56-1800
	(医)真和会　タナベ歯科医院	田邉　昭	719-1131	岡山県総社市中央2-7-33	0866-93-6480
広島県	ひろむ歯科医院	中山　弘	721-0907	広島県福山市春日町1-13-18	084-945-8033
	作田歯科医院	作田　清二	721-0942	広島県福山市引野町5-20-15	084-941-3251
	フロカワ歯科医院	風呂川　彰	729-0105	広島県福山市南松永町1-10-10	084-934-8558
	野村歯科医院	今田　愛子	732-0812	広島県広島市南区段原日出町1-12	082-281-1067
	よしの歯科クリニック	吉野　美穂	733-0812	広島県広島市西区己斐本町3-5-14-2F	082-274-4618
	こうご歯科	小川　至則	733-0821	広島県広島市西区庚午北3-4-6	082-275-1511
	杉原歯科医院	杉原　陽一	733-0822	広島県広島市西区庚午中3-5-20	082-272-1000
	だて歯科医院	伊達　弘恵	734-0007	広島県広島市南区皆実町6-1-4-2F	082-250-2246
	竹下歯科医院	竹下　稔	735-0026	広島県安芸郡府中町桃山1-8-4-103	082-285-1110
	佐伯歯科	佐伯　正治	737-0045	広島県呉市本通1-5-12	0823-21-5937
	藤本歯科医院	藤本　正巳	738-0001	広島県廿日市市佐方4-7-18	0829-32-0118

広島県	広島総合病院　歯科	今田　忍	738-8503	広島県廿日市市地御前1丁目3-3	0829-36-3111
	薮本歯科クリニック	薮本　修	739-0016	広島県東広島市西条岡町3-25-2F	0824-21-5655
	サトミ歯科	里見　圭一	739-0044	広島県東広島市西条町下見4343-2	0824-22-4300
	ひろはた歯科医院	廣畠　英雄	739-0142	広島県東広島市八本松東6-11-15	0824-28-8585
	やまもと歯科医院	山本　晃生	739-1732	広島県広島市安佐北区落合南4-1-3 住原ビル2F	082-845-6480
	山村歯科医院	山村　健	739-1751	広島県広島市安佐北区滝川3-25-19	082-841-3741
島根県	かわと歯科医院	久松　淳一	693-0071	島根県出雲市稲岡町33-7	0853-24-2228
	玉造厚生年金病院 歯科口腔外科	原田　利夫	699-0202	島根県八束郡玉湯町湯町1-2	0852-62-1560
	(医)手銭歯科医院	手銭　盛隆	699-0722	島根県簸川郡大社町北荒木334-1	0853-53-5205
鳥取県	こはま歯科医院	小濱　裕幸	680-0872	鳥取県鳥取市宮長3-3	0857-53-1956
	(医)高野歯科医院	高野　淳人	683-0802	鳥取県米子市東福原3-1-15	0859-33-2038
山口県	こやま歯科医院	小山　茂幸	745-0002	山口県周南市二番町4116-2	0834-22-6622
	(医)おおの小児矯正歯科	大野　秀夫	750-0012	山口県下関市観音崎町11-8	0832-34-8181
	小西歯科診療所	小西　稔尉	752-0959	山口県下関市長府金屋町5-15	0832-46-1533
	池田歯科	池田　郁子	752-0964	山口県下関市長府中土居本町8-19	0832-45-1336
	(医)西京歯科医院	山本　英次	753-0811	山口県山口市吉敷3047-4	083-928-2282
	平木歯科医院	平木　紳一郎	755-0033	山口県宇部市琴芝町1-2-16	0836-34-1118
	藤井歯科医院	藤井　寛三	759-5511	山口県豊浦郡豊北町大字滝部3410-1	0837-82-1669
	西嶋歯科医院	西嶋　浩樹	759-6612	山口県下関市安岡駅前1丁目8-16	0832-58-0094
香川県	亀井歯科医院	亀井　稔之	760-0018	香川県高松市天神前7-19	087-831-6891
	(医)こう歯科医院	髙　孝輝	760-0078	香川県高松市今里町1丁目8-19	087-832-2525
	松見歯科診療所	松見　哲雄	761-8015	香川県高松市香西西町7	087-881-2323
	三木歯科医院	三木　知	762-0087	香川県綾歌郡飯山町西坂元18-1	0877-98-1551
	(医)平田歯科医院	平田　純	766-0017	香川県仲多度郡満濃町炭所西1452-1	0877-79-2113
	しもよこ歯科	下横　輝雄	769-0103	香川県綾歌郡国分寺町福家甲2919-5	087-874-5677
徳島県	ナカ歯科医院	仲　正敬	770-0854	徳島県徳島市徳島本町3丁目13 大西ビル2F	088-626-1232
	二木歯科医院	二木　眞哉	771-0219	徳島県板野郡松茂町笹木野八下23-18	088-699-6714
	おおさわ歯科医院	大澤　真一郎	771-1271	徳島県板野郡藍住町勝瑞字幸島117-4	088-641-4216
	(医)安田歯科	安田　勝裕	771-1701	徳島県阿波郡阿波町字大原93-1	0883-35-7111
愛媛県	(医)松本歯科医院	松本　悟一	790-0925	愛媛県松山市鷹子町836	089-976-8011
	丸尾歯科医院	丸尾　傅	790-0951	愛媛県松山市天山3丁目9－31	089-931-5551
	駅前歯科	能智　星悟	791-0203	愛媛県温泉郡重信町横河原285-1	089-964-8241
	石山歯科医院	石山　秀男	791-0301	愛媛県温泉郡川内町南方1857-1	089-966-3435
	(医)かとう歯科	加藤　弘正	791-8036	愛媛県松山市高岡町209-3	089-972-7878
	有馬歯科医院	有馬　徹	795-0061	愛媛県大洲市徳森2413-5	0893-25-6071
	林歯科医院	林　敬人	798-0034	愛媛県宇和島市錦町4－23	0895-22-0962
	上田歯科クリニック	上田　慎士	798-0042	愛媛県宇和島市愛宕町3-2-10	0895-22-3409
	城辺歯科	尾倉　英雄	798-4131	愛媛県南宇和郡城辺町甲163-1	0895-72-3210
	さおの森歯科クリニック	長野　寛志	799-0113	愛媛県川之江市妻鳥町2099-15	0896-56-7227
	鎌倉歯科医院	鎌倉　健	799-0405	愛媛県四国中央市三島中央5-9-21	0896-24-2131
	長谷川歯科医院	長谷川　郁夫	799-2431	愛媛県北条市北条771-7	089-992-3768
高知県	川村歯科	川村　則夫	787-0051	高知県中村市具同田黒3-7-5	0880-31-2501
福岡県	白石歯科医院	白石　悦郎	800-0028	福岡県北九州市門司区下二十町5-1	093-381-2092
	やなぶ矯正歯科クリニック	柳父　益能	802-0002	福岡県北九州市小倉北区京町3-1-1 セントシティ北九州10F	093-512-4848
	山之内歯科医院	山之内　達哉	802-0038	福岡県北九州市小倉北区神幸町4-6	093-541-8181
	小林歯科医院	小林　茂春	802-0042	福岡県北九州市小倉北区足立1丁目4-32	093-551-5790
	浦田歯科医院	浦田　保信	802-0075	福岡県北九州市小倉北区昭和町11-16	093-941-1693
	母里歯科医院	母里　公平	802-0801	福岡県北九州市小倉南区富士見1丁目5-37-202	093-931-1028

福岡県	うちだ歯科医院	内田　和彦	803-0855	福岡県北九州市小倉北区竪林町4-15	093-592-6996
	たかとり歯科クリニック	鷹取　正幸	807-0071	福岡県北九州市八幡西区上の原4-20-1	093-611-5166
	金丸歯科医院	金丸　典生	808-0032	福岡県北九州市若松区老松1-6-1	093-761-5117
	加藤歯科医院	加藤　信彦	808-0034	福岡県北九州市若松区本町2丁目10-22	093-761-2213
	なかやま歯科医院	中山　博雄	808-0034	福岡県北九州市若松区本町2-15-5	093-751-2241
	帆足歯科医院	下村　佐代子	808-0035	福岡県北九州市若松区白山1丁目8-39	093-761-5456
	ふるいち歯科クリニック	古市　卓也	808-0035	福岡県北九州市若松区白山1-9-18	093-771-8000
	荒木歯科医院	荒木　照久	808-0142	福岡県北九州市若松区青葉台南2丁目17-3	093-741-3773
	樋口矯正歯科クリニック	河合　悟	810-0001	福岡県福岡市中央区天神1丁目12-3 天神木村家ビル6F	092-712-6377
	黒岩歯科医院	黒岩　繁樹	810-0001	福岡県福岡市中央区天神1-13-19 天神MARUビル5F	092-713-1367
	もとまつ歯科クリニック	元松　泰徳	811-0204	福岡県福岡市東区奈多 3丁目4-5	092-605-3118
	ますらお歯科医院	斉藤　英喜	811-1103	福岡県福岡市早良区四箇2-1-10	092-894-7672
	モリ歯科	森　岳秀	811-1201	福岡県筑紫郡那珂川町片縄4丁目92-1	092-952-6788
	しらしげ歯科医院	白重　豊英	811-2202	福岡県糟屋郡志免町志免3-1-8	092-936-0068
	たなか歯科医院	田中　啓太	811-3425	福岡県宗像市日の里8-1-1	0940-36-3777
	よしだ歯科医院	吉田　哲太郎	812-0011	福岡県福岡市博多区博多駅前3丁目30-23 博多管紘ビル2F	092-472-8140
	ウェルカム・デンタル・クリニック	中島　幸一	812-0025	福岡県福岡市博多区店屋町6-18 ランダムセンター6F	092-273-1182
	いちろう歯科医院	福山　一郎	812-0041	福岡県福岡市博多区吉塚3-7-19-1階	092-623-8016
	スマイル歯科	山田　宰史	813-0035	福岡県福岡市東区松崎1-10-5	092-673-1282
	舟越歯科医院	舟越　純治	813-0035	福岡県福岡市東区松崎2丁目12-16	092-682-0068
	高尾歯科医院	高尾　正英	814-0022	福岡県福岡市早良区原5丁目15-12	092-851-8518
	おおなか歯科医院	大中　二郎	814-0113	福岡県福岡市城南区田島3-19-20	092-852-7461
	あんどう歯科小児歯科	安藤武清 安藤匡子	815-0071	福岡県福岡市南区平和1丁目2-18	092-524-9760
	ほそかわ歯科	細川　洋幸	818-0022	福岡県筑紫野市筑紫駅前通1-1-2F	092-926-7570
	山口歯科医院	山口　卓也	819-0002	福岡県福岡市西区姪の浜3丁目39-5	092-885-0078
	たなか慎一歯科医院	田中　慎一	819-0052	福岡県福岡市西区下山門4-14-17	092-884-2500
	くれたけ歯科医院	呉竹　浩一	819-0165	福岡県福岡市西区今津4801-91	092-807-2588
	安増歯科医院	安増　隆	819-1564	福岡県前原市大門189-2	0923-22-7292
	さこだ歯科医院	迫田　雄治	820-0021	福岡県飯塚市潤野57-7	0948-25-0952
	藤田歯科医院	藤田　和義	822-0015	福岡県直方市新町2-6-36	0949-22-1123
	栗原 保歯科医院	栗原　保	822-0021	福岡県直方市新知町6-14	0949-24-3080
	金田かんざき歯科医院	神崎　昌二	822-1201	福岡県田川郡金田町金田934-8	0947-48-3020
	後藤歯科医院	後藤　泉	830-1201	福岡県三井郡大刀洗町冨多799-4	0942-77-2951
	はまさき歯科クリニック	浜崎　修	834-0113	福岡県八女郡広川町川上586-1	0943-32-7800
	こが歯科医院	古賀　信紘	839-0861	福岡県久留米市合川町470-1	0942-44-6640
佐賀県	中村歯科医院	中村　智彰	842-0054	佐賀県神埼郡千代田町餘江1489-3	0952-44-2992
	家永歯科医院	家永　信由	844-0000	佐賀県西松浦郡有田町西部甲630-3	0955-42-2074
	木下歯科クリニック	木下　務	846-0012	佐賀県多久市東多久町大字別府4636-1	0952-76-4970
	さとう歯科クリニック	佐藤　忠芳	849-0111	佐賀県三養基郡北茂安町白壁2331-2	0942-89-9111
	ふるかわ歯科・小児歯科医院	古川　直樹	849-0937	佐賀県佐賀市鍋島3-14-15	0952-34-2666
長崎県	百田歯科医院	百田　昌史	811-5316	長崎県壱岐郡芦辺町諸吉大石触427-5	0920-45-3434
	飯盛歯科医院	飯盛　光朗	850-0003	長崎県長崎市片淵1-10-21	095-821-1110
	西村歯科医院	西村　敏道	850-0035	長崎県長崎市元船町2番8号 竹島ビル3階	095-823-4886
	常岡歯科診療所	常岡　正廣	850-0832	長崎県長崎市油屋町2-18	095-822-0295
	すま小児・矯正歯科	須磨　公憲	851-2102	長崎県西彼杵郡時津町浜田郷829	095-881-7285
	(医)ひがし歯科医院	東　洋一	851-2102	長崎県西彼杵郡時津町浜田郷753-1	095-882-7777
	清水歯科医院	清水　俊郎	851-2126	長崎県西彼杵郡長与町吉無田郷2013-3	095-887-0239
	いけだ歯科　小児歯科	池田　守	852-8155	長崎県長崎市中園町8-7 エビスビル2F	095-843-1888

長崎県	なりすえ歯科医院	成末　渡	856-0026　長崎県大村市池田1-40-20	0957-54-8080
	きい歯科矯正歯科クリニック	紀伊　康信	856-0047　長崎県大村市須田ノ木町991-8	0957-52-0202
	またの歯科医院	俣野　正仁	856-0805　長崎県大村市竹松本町545-9	0957-55-8261
	(医)健歯会　いけだ歯科医院	池田　一敏	857-0032　長崎県佐世保市宮田町3-18	0956-25-4976
	森永歯科医院	森永　達夫	857-0040　長崎県佐世保市比良町19-1	0956-23-8811
	江頭歯科	江頭　毅	857-0041　長崎県佐世保市木場田町8-13 リバーコートFURUKAWA2F	0956-25-3333
	国松歯科医院	国松　仁志	857-0805　長崎県佐世保市光月町　2-6	0956-22-0433
	いいもり歯科	飯盛　広人	857-2405　長崎県西彼杵郡大島町1813	0959-34-4070
	(医)末竹歯科医院	末竹　和彦	859-4501　長崎県松浦市志佐町浦免1344	0956-72-5072
	(医)森歯科医院	森　隆	859-4521　長崎県松浦市今福町北免2009番地25	0956-74-1071
	木引田歯科診療所	大森　正	859-5113　長崎県平戸市木引田町462-1	0950-22-3814
	山部歯科医院	山部　一実	859-6101　長崎県北松浦郡江迎町長坂免180-9	0956-65-2101
熊本県	河原歯科医院	河原　正明	861-0532　熊本県山鹿市鹿校通2-2-4 ランバービル1F	0968-43-8148
	城南歯科医院	宮本　格尚	861-4101　熊本県熊本市近見7-12-39	096-351-4986
	まちのはいしゃさん	長　忍	861-4133　熊本県熊本市島町4-4-26	096-320-4311
	松本歯科医院	松本　信久	861-6303　熊本県天草郡栖本町馬場2560-5	0969-66-3000
	(医)エステティックライン パール歯科・矯正歯科クリニック	前田　明浩	862-0911　熊本県熊本市健軍3-24-22	096-369-5350
大分県	数野歯科・小児歯科	数野　太一	870-0029　大分県大分市高砂町4-1	097-536-5331
	藤原歯科医院	藤原　英世	870-0104　大分県大分市南鶴崎1-3-13	097-527-2455
	たんぽぽ歯科クリニック	坂本　淑子	870-0818　大分県大分市新春日町2丁目2-11 トポアコート2F	097-514-1182
	利光歯科医院	利水　史規	876-0843　大分県佐伯市中の島1-8-12	0972-22-8811
	あそう歯科医院	麻生　弘	879-4601　大分県玖珠郡九重町右田3359	0973-76-2310
	田代歯科医院	田代　教二	879-5102　大分県大分郡湯布院町川上2935-4	0977-85-3322
	アルプス歯科医院	向井　道夫	879-7761　大分県大分市大字中戸次1448番地	097-548-8115
宮崎県	鎌田歯科医院	鎌田　秀一	880-0842　宮崎県宮崎市青葉町121-2	0985-23-2744
	矯正・小児ひまわり歯科	柿崎　陽介	880-0952　宮崎県宮崎市大塚台東1-32-9	0985-48-4182
	きんじょう歯科医院	金城　正典	885-0001　宮崎県都城市金田町3132-7	0986-38-0120
	山﨑歯科医院	山﨑　殖章	885-0077　宮崎県都城市松元町7-15	098-624-3332
	たけさき歯科医院	嶽崎　晃一	886-0004　宮崎県小林市大字細野1585-48	0984-23-1709
鹿児島県	おく小児矯正歯科	奥　猛志	890-0034　鹿児島県鹿児島市田上5-4-27	099-214-6471
	(医)ハヤの会　田中矯正歯科	田中　巽	890-0053　鹿児島県鹿児島市中央町20-2 ステーションビル4F	099-257-9052
	ウチダ歯科	内田　信友	890-0082　鹿児島県鹿児島市紫原4丁目19-7	099-251-2248
	そのだ歯科医院	園田　悟	891-0405　鹿児島県指宿市湊1-12-63	0993-22-3561
	林歯科医院	林　文仁	891-6202　鹿児島県大島郡喜界町湾33	0997-65-1181
	西田歯科医院	西田　裕光	891-7101　鹿児島県大島郡徳之島町亀津2873	0997-83-1188
	荒井歯科	荒井　研一	892-0843　鹿児島県鹿児島市千日町9-25	099-226-6488
	つかさ歯科医院	政　信行	892-0871　鹿児島市吉野町2928-3	099-243-2421
	ふぁみりー歯科	山下　福嘉	898-0004　鹿児島県枕崎市港町9	0993-76-3587
沖縄県	YYマリンデンタルクリニック	樋口　豊	900-0004　沖縄県那覇市銘苅2-4-46	098-863-3470
	たまき歯科医院	玉城　斉	900-0014　沖縄県那覇市松尾2-3-7	098-868-0736
	(医)さつき会　さつき歯科クリニック	金城　光也	901-0153　沖縄県那覇市宇栄原2丁目18-3	098-857-6480
	うちま歯科医院	吉満　光徳	901-2121　沖縄県浦添市内間2-10-12	098-877-3030
	おさむファミリー歯科クリニック	島袋　修	901-2201　沖縄県宜野湾市新城1-5-12	098-894-0001
	のだけ歯科クリニック	安藤　順司	901-2203　沖縄県宜野湾市野嵩1-9-15 メゾン松川101号	098-894-1718
	なかざと歯科医院	仲里　雅則	902-0066　沖縄県那覇市大道45番地	098-887-6408
	とくだ歯科クリニック	徳田　安成	902-0068　沖縄県那覇市真嘉比369番地	098-885-6688
	こはぐら歯科医院	古波蔵　信泉	903-0803　沖縄県那覇市首里平良町1丁目4	098-886-1156
	いしみね歯科	阿嘉　宗三	903-0804　沖縄県那覇市首里石嶺町1-153	098-886-1214

沖縄県	ハンビー歯科クリニック	新垣　斉	904-0117	沖縄県中頭郡北谷町北前1-19-9	098-926-1818
	知花歯科医院	山内和夫 山内紀子	904-0203	沖縄県中頭郡嘉手納町字嘉手納281	098-956-2550
	まつだ歯科	松田　隆二郎	904-2214	沖縄県具志川市安慶名31-1 新垣ビル1F	098-972-6988
	屋慶名歯科医院	飛田　秀次	904-2304	沖縄県中頭郡与那城町字屋慶名1103	098-978-6289
	下地中央歯科医院	波平　真樹	906-0303	沖縄県宮古郡下地町字洲鎌494-1	0980-76-3888
	サザン歯科クリニック	砂川　和徳	907-0004	沖縄県石垣市登野城2-6-2F	0980-83-4658

【著者紹介】

秋広　良昭　（あきひろ　よしあき）

1943年生まれ。東京都出身。
東京歯科大学卒業。1972年同大学大学院修了、歯学博士。
東京歯科大学非常勤講師。労働衛生コンサルタント。
1996年有限会社デンタルユーミー社を設立し、1998年口唇筋トレーニングツール、パタカラ「ユーミー」を開発。2001年には哺乳ビン乳首「つぐみちゃん」を開発。2003年、ペットボトルリップトレーナー「ちゅうＬＩＰ」を開発。日本歯学保存学会で「パタカラによる口腔機能療法」を発表以来、歯科をはじめ異分野からも講演依頼が激増した。現在は新器具開発のかたわら、論文の執筆と講演で全国を飛び回る毎日である。

パタカラシリーズ②

立ち読みでわかる前頭葉のきたえ方

――ボケ・脳梗塞を治す――

2004年　10月　1日　　第1版第1刷発行

著　者　　秋　広　良　昭

発行者　　高　橋　考

発行所　　三　和　書　籍

〒112-0013　東京都文京区音羽2-2-2
TEL 03-5395-4630　FAX 03-5395-4632
sanwa@sanwa-co.com
http://www.sanwa-co.com/

印刷・製本　　新灯印刷株式会社

ISBN4-916037-67-7　C0047

三和書籍の好評図書

Sanwa co.,Ltd.

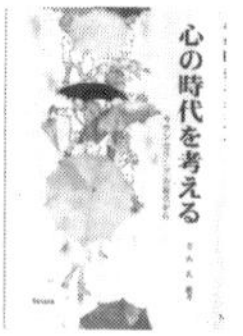

心の時代を考える

<カウンセリングの視点から>

寺内 礼 編著　B6判　318頁　1,680円

●「心の育成」が叫ばれる現代、カウンセリングや生活指導にかかわる新進気鋭の人たちが、少年期、青年期、成人期、もしくは病院等における臨床体験を通して、カウンセリングの具体的事例を率直に語っている。

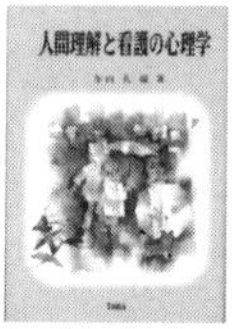

人間理解と看護の心理学

寺内 礼 編著　B6判　308頁　2,310円

●「看護する人」「看護される人」、「介護する人」「介護される人」、「教育する人」「教育うける人」、それぞれ立場は違っても人間みな同じである。上と下、支配と従属の関係は存在しない。そこにあるのは人格としての対等平等な人間関係だけである。

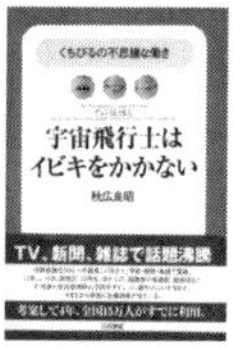

宇宙飛行士はイビキをかかない

<くちびるの不思議な働き>

秋広 良昭 著　四六判　324頁　1,575円

●宇宙飛行士は無重力下ではイビキをかかない。地上の人間が同じ状態にするためには口唇筋を鍛えることであるが、この筋肉を鍛えることはなかなか難しい。著者は『パタカラ』という器具を用い、イビキだけではなく口臭、高血圧、痴呆症、生活習慣病への効果を明らかにする。

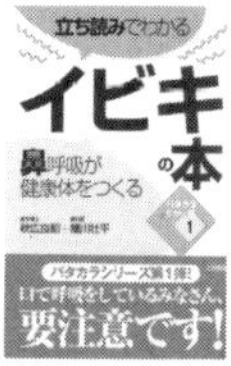

立ち読みでわかるイビキの本

<鼻呼吸が健康体をつくる>　パタカラシリーズ①

秋広 良昭、細川 壮平 著　四六判　139頁　1,100円

●好評パタカラシリーズの第1弾。イビキをかくメカニズムを図やイラストで詳しく説明。イビキの原因である口呼吸はさまざまな病気を引き起こす原因にもなっている。著者が明らかにする画期的な解決法を本書で公開。